こういうことだったのか!!

ハイフローセラピー

Eureka! The Essence of High Flow Therapy

小尾口邦彦 著
京都府立医科大学
麻酔科学教室・集中治療部

中外医学社

はじめに

ハイフローセラピーは，日本においては2011年に使用開始され，今や大スター呼吸療法となりました．NPPV（noninvasive positive pressure ventilation：非侵襲的陽圧換気療法）はさかのぼること10年ほど前にスターとなりましたが，ハイフローセラピーの大躍進に押され気味です．COVID-19禍においても，多くの病院においてハイフローセラピーは多用される一方，NPPVは「蚊帳の外」だったのではないでしょうか？

ハイフローセラピーは，酸素療法の延長線上にある一方，NPPVとの使い分け，侵襲的人工呼吸に至る前の使用，侵襲的人工呼吸後の呼吸補助といった具合に，呼吸療法ライバルとの関連性を理解しなければなりません．集中治療室で働く筆者は，ハイフローセラピーをさまざまな呼吸療法のハブであるように感じるときすらあります．本書の基本コンセプトとしました．

ハイフローセラピーの設定項目は，流量と酸素濃度の2項目にすぎません．しかし，ハイフローセラピーを使いこなすには，ライバルの意義やライバルとの違いを知る必要があります．ハイフローセラピーの解説だけでなく，ライバルの呼吸療法についてあらためて整理し，ハイフローセラピーのパワーの引き出し方，限界を学べることを目標にまとめました．

筆者既刊「こういうことだったのか!! NPPV」（2017年）から血液ガス解釈解説を一部引用しさらに加筆しました．筆者が行ってきた血液ガスの説明や経験症例を通じて血液ガス解釈を読者に伝えたいからであり，既刊読者はご容赦ください．

ハイフローセラピーは，集中治療室だけでなく一般病棟や慢性期病院などさまざまなシーンで使われます．在宅医療においても診療報酬の対象となりました．医師だけでなく多くのコメディカルがハイフローセラピーを，その限界も意識しながらうまく使いこなせる，本書がその一助となることを願います．

2022年7月

小尾口 邦彦

目 次

ハイフローセラピーとは

ハイフローセラピーの歴史と呼称

日本におけるハイフローセラピーは，2011 年，Fisher & Paykel がネーザルハイフロー（nasal high flow: NHF）名称で販売を開始しました．ネーザルハイフローは同社の登録商標なのですが，日本において同呼称がスタンダードになりました．同社の海外での販売開始は 2005 年です．

ハイフローセラピーは Vapotherm が 2000 年から小児を対象として販売を開始しました．この製品は，血液浄化や ECMO と同じ中空糸構造（➡ p.62）による加湿機能をもちました．*Ralstonia mannitolilytica*（グラム陰性土壌細菌，水環境を好む）のアウトブレイクが発生し（38 小児発症患者のうち 35 人が同社デバイスを使用），2005 年同社デバイスはリコールされました[1]．その後起こり得ないように構造は改良されました．大人のエビデンスを集積した Fisher & Paykel が台頭し，日本においては同社が先行しました．現在，Fisher & Paykel と Vapotherm が世界の二大ハイフローセラピーメーカーです．

Fisher & Paykel がスポンサーである初期英語論文において同社の登録商標でもある nasal high flow が使用されましたが，high flow nasal cannula（HFNC）が学術用語としては一般的でした．日本においてはネーザルハイフローが一般的な呼称として普及しました．その他 high flow nasal cannula oxygen therapy，high flow oxygen therapy など呼称が乱立し，商品名も加えると 10 を超える呼称があると言われます．2016 年，日本において保険収載されましたが，保険収載名はハイフローセラピーです．最初に開発した Vapotherm の呼称を尊重したと想像します．

近年は，nasal high flow therapy（NHFT）または high flow therapy（HFT）が学術用語として最も使用されるようになりつつあり，本書は後者を採用しました．

筆者が研修医のころ，先輩医師の教え
先輩医師「鼻カニューラはせいぜい5L/分が上限やで．それ以上投与すると，鼻の奥が痛いと患者におこられるで．」

ハイフローセラピーという発想

鼻カニューラによる酸素投与は鼻腔の乾燥を招くため，2 L/分程度を酸素流量の標準使用量，最高でも5 L/分程度とされてきました．チャンスがあれば，読者自身が酸素10L/分といった高流量で使用してください．10分ほどで鼻の奥が非常に痛くなることがわかります．

我々ヒトは，普段から30L/分超の流速で息を吸い込んでいます（➡p.14）．口を閉じていれば，それが鼻腔のみを通ります．しかし鼻の奥が痛くなることはありません．

なぜ，この差が出るのでしょうか？

酸素や医療用空気の湿度はほぼ0%です．ボンベ内部を錆びつかせないためや医療機器を故障から防ぐためです．

多くの病院において壁配管アウトレットから供給される圧縮空気（4気圧）は，巨大コンプレッサーを用いて院内で作られますが，最後にわざわざ湿度を取り除くプロセスがあります．室内空気は一定の湿度があるのに対して，酸素や圧縮空気は乾燥していることが差を生みます．酸素を常温の滅菌水

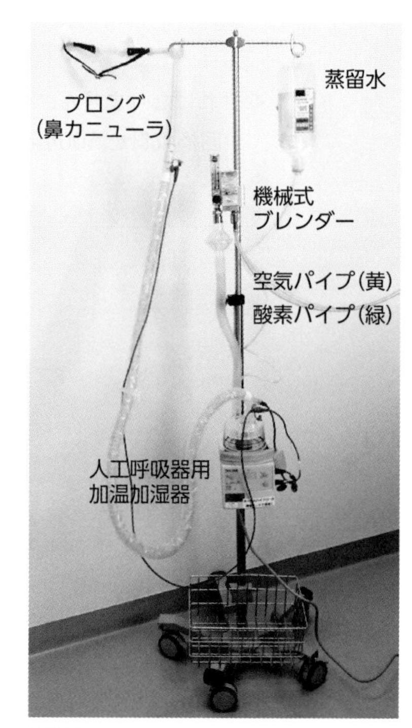

図1　ハイフローセラピーの構成

JCOPY 498-13056

に通したところで，わずかに加湿されるのみです．

そこで賢い人が考えたのが，酸素療法の中でも「最も頼りない酸素投与デバイス」と捉えられてきた鼻カニューラと，人工呼吸器用ハイスペック加温加湿器を組み合わせることです 図1．また酸素と空気を混合する機械式ブレンダーが改良され流量 60L/分もの製品が登場しました．要は，鼻からの高流量エア投与という発想・人工呼吸器用加温加湿器を酸素療法に使う発想・超高流量に耐え得るブレンダーの開発の 3 要素がそろい成人用ハイフローセラピーは 2005 年に誕生しました．そして全世界的なヒットに結びつき，日本においても 2011 年に薬事承認され，急速に普及し，4 学会の要望を受けて 2016 年に保険収載されました．

ハイフローセラピーの最高流量は通常 60L/分であり，酸素濃度は 21～100%の間で設定することができます．

解剖学的死腔とは 図2

ハイフローセラピーの効果を理解するためには，解剖学的死腔を理解しなければなりません．

1 回換気量を 500mL とします．我々はすべてを呼出することはできま

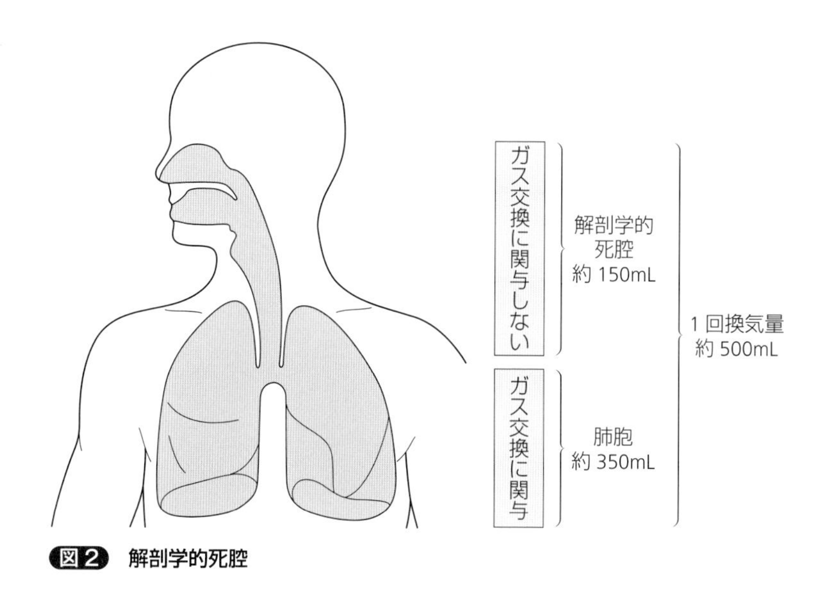

図2 解剖学的死腔

せん．口腔～肺胞直前の気管支の部分の呼気ガスが体内に残るからです．これを解剖学的死腔と呼び，約 150mL あるとされます．実際に換気に関与するのは 350mL 程度であると言えます．これを，ガス交換を担う肺胞を換気する量として，肺胞換気量と呼びます．

ハイフローセラピーの効果

鼻カニューラによる酸素投与は，マスクより劣るように思われてきました．

マスクは，気道の手前，すなわち体に入る前に酸素やエアを投与するのに対して，鼻カニューラは鼻腔という気道の一部に酸素を押し込む強みがあります．狭くかつある程度容積がある鼻腔に，エアを押し込むことがさまざまな効果を生むと考えられています．

① 吸気仕事量の軽減 図3

逃げ場がない鼻腔に 30L/分を超すエアを高流量で押し込みます．患者の吸気スピードと同程度かそれより速いエア供給のおかげで，吸気の仕事量が軽減されます．「患者の吸込みを手伝ってくれる」イメージです．

研修医との会話

筆者「この患者の問題点は?」
研修医「呼吸障害です.」
筆者「呼吸障害では漠然としている．酸素化の障害なのか，換気障害なのか明確に区別しなければならない．もちろん COPD（慢性閉塞性肺疾患）患者に肺炎を合併すれば，換気障害に酸素化の障害が重なるかもしれないが，基本的に明確に区別して考えなければならない.
酸素療法や人工呼吸においても同様．呼吸を改善するでは寂しい．酸素化を助けたいのか，換気を助けたいのか，それらを混同してはダメなんだ.」

② 解剖学的死腔（鼻腔）の洗い流し 図4，図5

解剖学的死腔は 150mL，そのうち，鼻腔の容積が約 50mL を占めるとされます．1 回換気量を 500mL として考えてみます．

通常の呼吸 1 回の呼吸において 500mL のエアが出入りしているようにみえますが，酸素を吸い込み二酸化炭素を出すためのリアルな 1 回換

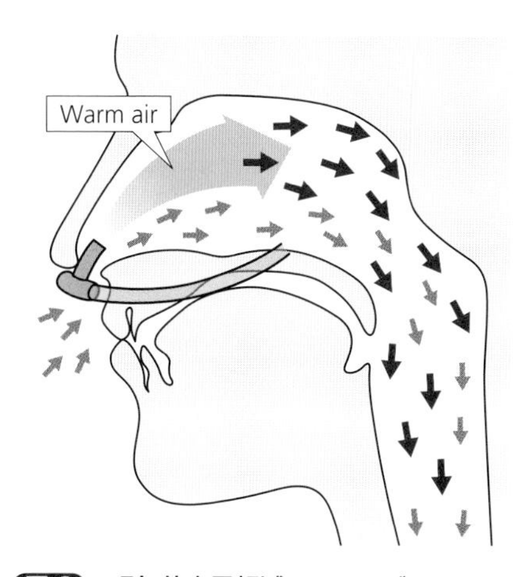

図3　吸気仕事量軽減のイメージ
〔旧パシフィックメディコ（現アイ・エム・アイ）イラストを同社の許可を得て掲載〕

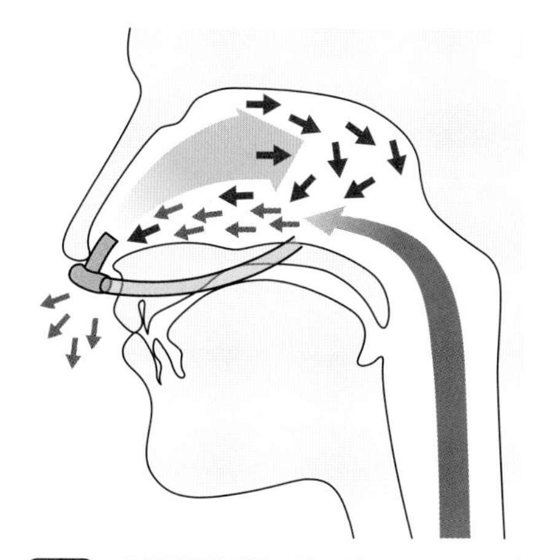

図4　解剖学的死腔の洗い流しのイメージ
〔旧パシフィックメディコ（現アイ・エム・アイ）イラストを同社の許可を得て掲載〕

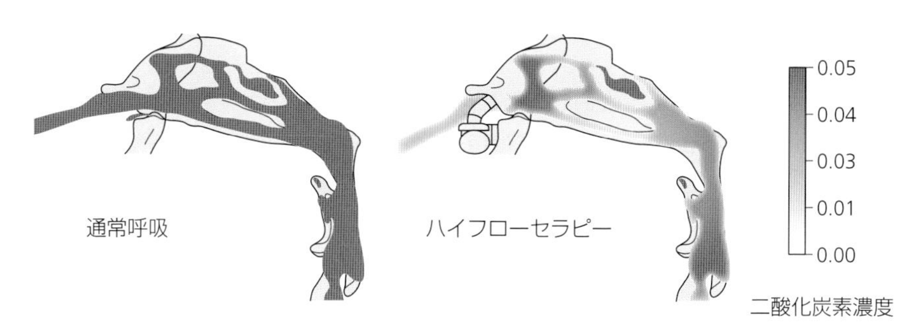

図5　ハイフローセラピーによる鼻腔（呼気時）の二酸化炭素の洗い流し効果
（左）呼気時鼻腔は二酸化炭素で満たされている．よって吸気時，鼻腔は解剖学的死腔となる．
（右）ハイフローセラピー使用時　呼気時においても鼻腔の二酸化炭素濃度が低いことがわかる．よって，吸気時，鼻腔は解剖学的死腔とならない．
（Fisher & Paykel 社の許可を得て同社資料から抜粋）

気量は 350mL であると言えます．

ハイフローセラピーを使用　ハイフローセラピーの 30L/分を超えるすごい流量がわずか 50mL の鼻腔に流れ込みます．鼻腔を経由する患者呼気は，ハイフローセラピーのエアと鼻腔内で激しくぶつかり，乱流を作り鼻腔から外界に放出されます．次の吸気が始まる時点で，鼻腔内にはほぼ二酸化炭素が残っていない状態となります **図5**．解剖学的死腔の内の鼻腔50mLが消失し，1回肺胞換気量は400mLとなったと言えます．

1回肺胞換気量が350mLであったのが，ハイフローセラピーにより400mLと約1.14倍になりました．イメージとしては，呼吸の仕事量（換気能力）を14%助けたと言えます．14%助けてもらったおかげで，頻呼吸患者の呼吸数が少し改善するかもしれません．健康人ならいざ知らず，呼吸状態が悪い患者において，14%は馬鹿にできないサポート量と言えます．

近年，重症患者に対して60L/分といった高流量が設定されます（➡p.9）．そういった流量であれば鼻腔内はおろか咽頭や口腔付近まで洗い流し効果が及ぶ可能性があります．先の **図5右** において鼻腔～咽頭・口腔に赤色が残りますが，これらの大半が消失するかもしれません．14%よりさらに高い可能性があります．

従来の酸素療法は，あくまで酸素化に貢献するのみであり二酸化炭素の排出など全く関係ありませんでした（CO_2ナルコーシスを除く）．従来の酸素療法において換気を語ると，指導医から「お前，わかっていないな～」と言われても仕方がないところでした．

ハイフローセラピーは酸素療法であるにもかかわらず，二酸化炭素排出に影響を及ぼすというところがスゴイです．酸素療法であるにもかかわらず換気を語れるのです．スーパー酸素療法である所以（ゆえん）です．

③ 軽いPEEP？ 表1

ハイフローセラピーが日本に導入されたとき，“ナント，鼻カニューラからの酸素投与なのに，PEEPが発生するんですよー”と強調されました．ハイフローセラピーの理解が進み，PEEPを過度に強調する傾向はかなり薄れました．

“ハイフローセラピーによるPEEP”が語られるとき，ほぼ同一研究者によるデータやグラフが引用されます．**表1** もその研究者によるデータです．

表 1　流量によるハイフローセラピーの平均気道圧

流量 (L/分)	閉口 (cmH_2O)	開口 (cmH_2O)	P
30	1.93±1.25	1.03±0.67	0.046
40	2.58±1.54	1.30±0.80	0.03
50	3.31±1.05	1.73±0.82	<0.001

平均±SD
（文献 2 より引用）

閉口　流量に応じて，平均気道圧は上昇しています．ハイフローセラピーの最高流量は通常 60L/分ですが，それに近い 50L/分によって，約 3cmH_2O の平均気道圧が計測されました．
開口　流量に応じて，平均気道圧は上昇するのですが，閉口に比して平均気道圧は約半分です．

開口・酸素流量 50L/分での平均気道圧 1.73cmH_2O を PEEP と呼ぶにはあまりに寂しく，平均気道圧を上昇させたいのであれば，閉口でなければなりません．気道内圧を上げるには口が閉じていなければならないのは想像に難くありませんが，閉口であっても酸素流量 50L/分で約 3cmH_2O です．非常に小さな値です．さらに，多くの重症患者は，開口しています．“口が半開き”でもダメです．口を完全に閉じていない限り，閉口による気道内圧上昇は限定的です．ハイフローセラピー普及初期，チンストラップ（顎から頭上まで固定する布）まで使用し閉口にこだわる施設がありました．現在，**開口はそれほど悪いと考えられていません**．高流量においては，鼻腔だけではなく咽頭・口腔も含めてしっかり洗い流されるのではないかという考えがあるからです．

また本来の PEEP は吸気・呼気関係なく常時かかりますが（一定値でありますが），ハイフローセラピーにおいては呼気時間に主に気道圧が高くなるので，PEEP という表現は正確ではなく，「PEEP 様呼気圧」などと表現されます．

筆者自身，ハイフローセラピーを体験したことがあります．流量を 50L/分としたとき，すごい量のエアが鼻から流れ込み，若干吐きづらく

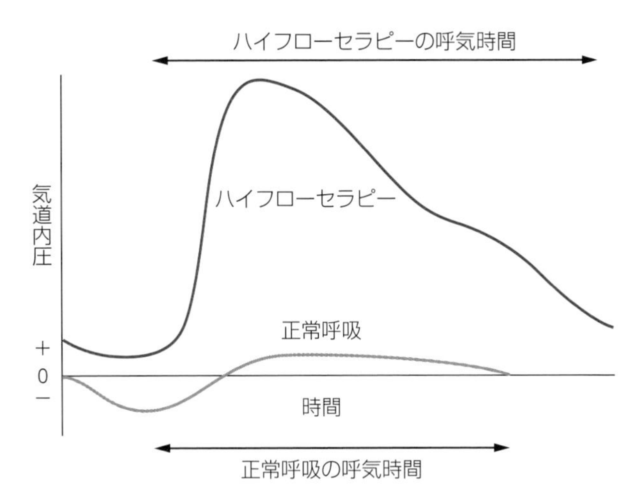

図6 ハイフローセラピーと正常呼吸の気道内圧と呼気時間
(Fisher & Paykel 社資料より引用・筆者が改変)

感じました．ハイフローセラピーを高流量設定すれば，患者は呼気時にハイフローセラピーからのエアに対抗して吐かなければならないので，呼気時間が延長し，浅い呼吸から深い呼吸に導かれるという考えもあります 図6.

④ 分泌物クリアランスの改善？？？

「適切な加温加湿により気道の繊毛が良質な状態となり，ひいては分泌物の喀出もよくなる」と謳(うた)われるときがあります．ハイフローセラピーの発想のすごさは，鼻カニューラに人工呼吸器用ハイスペック加温加湿器を併用したことです．多くの呼吸障害患者において，乾燥した酸素や空気を吸入させ気道を乾燥させることが有害であろうことには議論はないでしょう．しかし，「分泌物クリアランスの改善」はプロモーションが先行しているきらいがあり，明確なエビデンスはありません．

ハイフローセラピーの効能として，② 解剖学的死腔（鼻腔）の洗い流し が最も重視されることは理解しましょう．

ハイフローセラピーの流量設定

ハイフローセラピーは高流量システムの酸素療法ですから，2011 年の登場後，酸素療法におけるお約束の数字 30L/分（➡ p.14）からスタートするのが一般的でした．患者の呼吸状態を観察しながら，さらに流量を増加させました．

しかし，近年 30L/分は「色あせた数字」となり（➡ p.22），患者が頻呼吸であるとき（≒吸気時間が短いとき≒努力用呼吸であるとき），40～50L/分からスタートする施設が多いのではないでしょうか．ケチケチ始めるのではなく，最初からしっかり患者呼吸を助けると表現してもよいかもしれません．

有効な解剖学的死腔（鼻腔）の洗い流しを目指して

近年，ハイフローセラピーの効果として，② **解剖学的死腔（鼻腔）の洗い流し** が最も重視される背景を説明しました．洗い流しを増やすための 2 つの作戦があります．

流量アップ

解剖学的死腔を洗い流すためには，ハイフローセラピーの流量が多いほどよいはずです．先にも書きましたが，ハイフローセラピーの開始流量を“お約束の数字”30L/分とするのではなく，40～50 L/分からスタートし維持するのが一般的となりました．重症患者に対して欧米においては 60 L/分スタートも多いようです．

欠点は，酸素消費量がアップし，加湿用の滅菌蒸留水の消費量が莫大となりがちであることです．ハイフローセラピーの加温加湿器の蒸留水の使用量は非常に多いため，通常 1 L 製品を使用します．

細径のプロングを使用

プロングが細径孔であれば，患者に投与されるエアのスピードを上げることで「洗い流し効果」を上げます．酸素と空気を混合し任意の酸素濃度を作る機械式ブレンダー（➡ p.44）は，抵抗が強い極細径孔には対応できないようです．現在，プレシジョンフロー® プラス（日本メディカルネクスト）は，酸素と空気のブレンドと流量を電子制御することにより，他社のシステムでは使用できない極細径孔プロングを使用できることを強みとしています（➡ p.59）．他社は，ハイフローセラピーの開始流量として30〜40L/分を推奨するのですが，プレシジョンフロー®は極細径孔のジェットにより洗い出し効率向上・気道圧上昇が見込めるとし，20L/分を開始流量として勧めています．プレシジョンフロー®は専用回路と専用プロングを用いるうえに仕組みが複雑なのでコストが比較的高いのですが，酸素の使用量を減らせることは一部のコスト回収につながるかもしれません．

他社のシステムであっても，プロング径が細いタイプ（例：Fisher & Paykel Optiflow™+，サイズS）を選択すれば，多少は洗い流し効率がアップするかもしれません．ただし，ここらへんはルールというより，使用医療者のこだわり，経験則，好みといった選択となりそうです．

ハイフローセラピーによる二酸化炭素除去を目指して

ハイフローセラピー登場後しばらく，I型呼吸障害（換気障害の合併なし＝血中二酸化炭素の貯留なし）はハイフローセラピー，II型呼吸障害（換気障害の合併あり＝血中二酸化炭素の貯留あり，COPDに代表される）があればNPPVといった「役割分担」が啓蒙されました．そもそもハイフローセラピーの効果を検証する試験の大半はI型呼吸障害を対象に行われました（➡ p.109）．

しかし，NPPVの忍容性の低さ（≒患者がマスクの不愉快さに耐えられない）もあいまってハイフローセラピーの快進撃は続きCOPDですらその一部はハイフローセラピーが使用されつつあります．

高炭酸ガス血症を伴うCOPD患者（$PaCO_2 > 55$）へ，ハイフローセラピー流量とプロングの鼻孔への入れ方を変えることにより鼻孔からのリークを変え，ひいては洗い流し効果を検証した試験があります **表2** [3]．鼻孔にどのようにプロングを入れるかでリークを変化させました．

- **平均咽頭圧**　高流量が高圧につながったのは従来の試験と同じです．両方の鼻孔への40L/分（B群）と片方の鼻孔への40L/分（D群）がほぼ同じ圧であるのは面白いです．小児におけるシングルプロング（➡ p.65）の有効性を裏づける可能性があります．
- **$PaCO_2$**　片方の鼻孔に40L/分を流したD群が最も$PaCO_2$低下効果

表 2　COPD 患者におけるハイフローセラピー流量と鼻孔リークによる効果の違い

条件	A 両鼻孔挿入 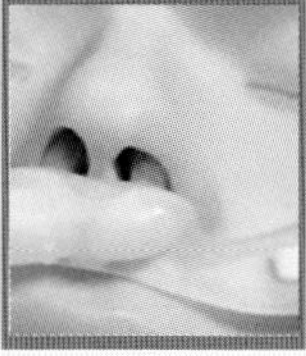	B 両鼻孔挿入 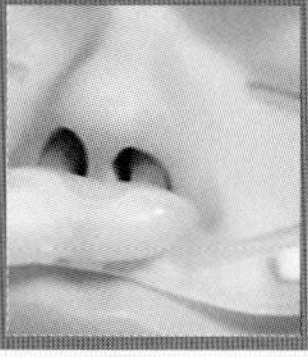	C 片鼻孔挿入・片プロング孔開放 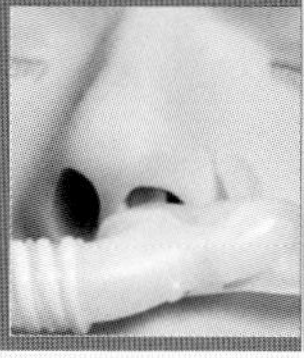	D 片鼻孔挿入・片プロング孔閉鎖 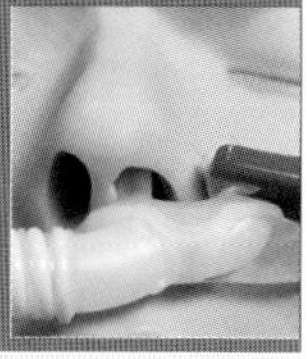
設定の意味	低流量・低リーク	高流量・低リーク	低流量・高リーク	高流量・高リーク
設定流量（L/分）	20	40	40	40
実際の鼻孔への流量（L/分）	20	40	20	40
平均咽頭圧（mbar）	0.57±0.38 (P=0.03)	2.3±1.6 (P=0.02)	1.63±1.4 (P=0.08)	2.13±1.7 (P=0.05)
PaO_2（baseline への%）	99.2±18.9 (P=0.2)	93.1±15.7 (P=0.18)	93.8±17.6 (P=0.12)	93.5±11.9 (P=0.05)
$PaCO_2$（baseline への%）	94.2±8.3 (P=0.01)	93.5±4.4 (P=0.000)	90.5±7.2 (P=0.005)	86.8±3.8 (P=0.001)

Baseline（試験前の値）に対する割合（%）と P 値．平均±SD.
（文献 3 より改変）

がありました．このデータだけであるなら，大流量を片方の鼻孔へ押し込んだことによる流速の変化が関与する可能性があります．しかし，片方の鼻孔に 20L/分を流した C 群が，両方の鼻孔から 40L/分を流した B 群より $PaCO_2$ 低下効果が高かったです．咽頭圧は B 群>C 群でした．また，咽頭圧が最も高かった B 群の $PaCO_2$ 低下効果より D 群のほうがはるかに大きかったです．これらは，**洗い流し効果の発揮のためにはしっかりしたリークが必要**であることを示唆します．またシングルプロング（➡ p.65）の有効性を示唆します．

- **PaO_2**　すべての群（特に B・C・D 群）でむしろ減少しましたが，酸素化の向上により投与酸素濃度が下げられたためと解説されました．

子豚を対象とした試験においても，本試験と同様の結果が得られました[4]．

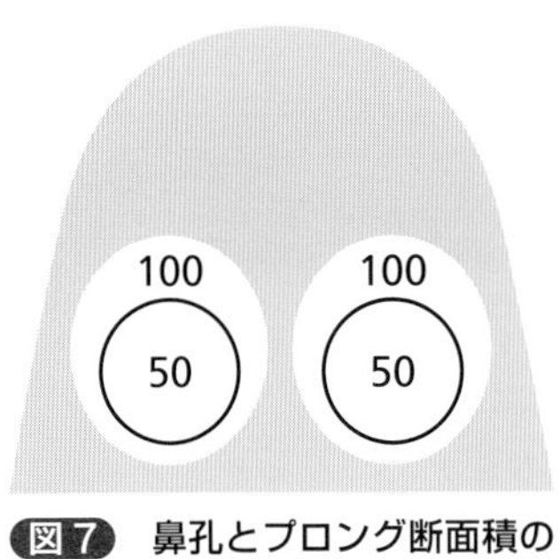

図7 鼻孔とプロング断面積の関係

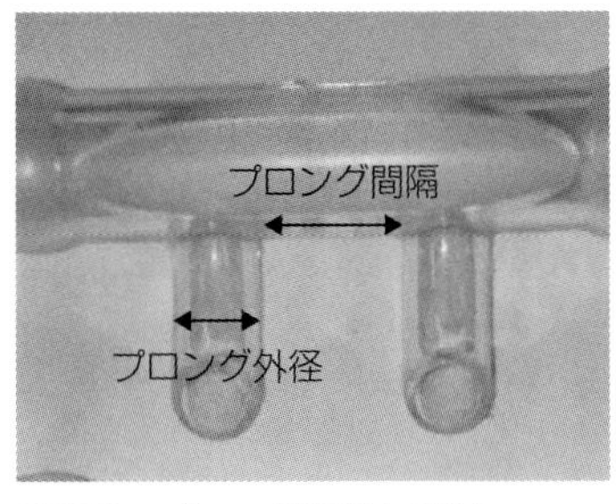

図8 プロング間隔と外径

プロングの選択

解剖学的死腔（鼻腔）の洗い流しを目指すなら

エアを患者に送るだけでなく，呼気時に鼻腔を洗い流しすみやかに鼻孔外に流れることが重要です．その効果が強いことを謳（うた）うプレシジョンフロー®は極細径プロングのみ採用しています．他デバイスであれば細径プロングを選択することで近い効果が得られる可能性があります．

PEEP 様呼気圧上昇効果を目指すなら

ハイフローセラピーによる気道圧の上昇は，同径プロング・同流量のときに，女>男 という傾向があるとの報告があります．女性の鼻孔のほうが小さい傾向があり，鼻孔とプロングの隙間が小さいことが関係すると考えられます．気道圧上昇を目指すなら，エアができる限り漏れないことが重要です．プロングは鼻孔に対して太目を選択します．また，小児や新生児ハイフローセラピーの意味づけは，nasal CPAP に近い面があり，PEEP 様呼気圧上昇効果を重視していると言えます．

現在，**PEEP 様呼気圧上昇効果**より**解剖学的死腔（鼻腔）の洗い流し**がはるかに重視されます．先に紹介したように，しっかりしたリークが重要です．よって，プロング先端と鼻孔の間に隙間があることが重視され，50% 程度の専有面積が推奨されることが多いです 図7．Optiflow＋（Fisher & Paykel）のサイズ L は日本人の鼻孔には相当大きく（➡ p.60），筆者はリークを重視し基本的にサイズ L を使用することはありません．Optiflow＋であれば，プロングの間隔も重要な要素であり，患者の鼻中隔のサイズに合わせなければなりません 図8．ただし，素材により柔軟性の高いものであれば，プロングの間隔が患者の鼻中隔より狭くてもプロング外径の要素を優先して選択するといったことも可能です．例えばOptiflow＋であればかなり柔らかい素材であり，プロング間隔が少々合わなくても患者は不快を訴えません．

さまざまなプロング製品が販売されました．Fisher & Paykel製品が圧倒的な強みをもち，柔らかい素材を使用します．素材が硬い製品においては，プロング間隔を優先して選択せざるを得ないです．

【参考文献】

1）Jhung MA, Sunenshine RH, Noble-Wang J, et al. A national outbreak of *Ralstonia mannitolilytica* associated with use of a contaminated oxygen-delivery device among pediatric patients. Pediatrics. 2007; 119: 1061-8.
2）Parke RL, Eccleston ML, McGuinness SP. The effects of flow on airway pressure during nasal high-flow oxygen therapy. Respir Care. 2011; 56: 1151-5.
3）Bräunlich J, Mauersberger F, Wirtz H. Effectiveness of nasal highflow in hypercapnic COPD patients is flow and leakage dependent. BMC Pulm Med. 2018; 18: 14.
4）Frizzola M, Miller TL, Rodriguez ME, et al. High-flow nasal cannula: impact on oxygenation and ventilation in an acute lung injury model. Pediatr Pulmonol. 2011; 46: 67-74.

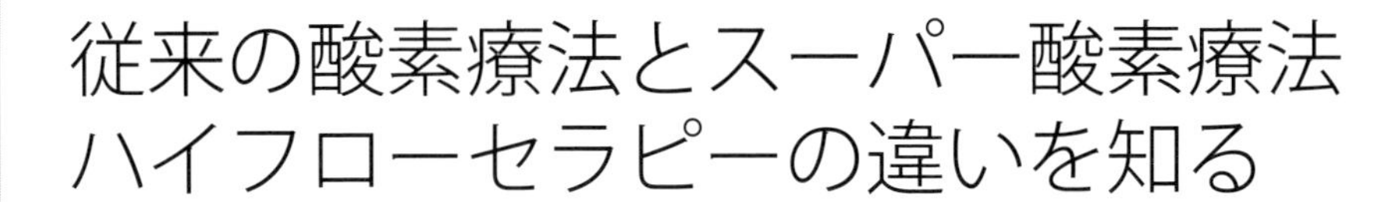

従来の酸素療法とスーパー酸素療法ハイフローセラピーの違いを知る

よくある誤解
ヒトの1回換気量は500mL程度．呼吸数は20回/分以下．
500mL×20回/分＝10,000mL/分＝10L/分
よって酸素を10L/分投与すれば，患者は高濃度酸素を吸入する．

ハイフローセラピーだらけの急性期医療において30L/分などという数字をみても，今や若手医療者は「当たり前の数字」であり違和感を感じないかもしれません．ハイフローセラピーが今日のように隆盛を極めるまでは，例外を除いて15L/分が機械式空気-酸素ブレンダーの上限でした．2011年のハイフローセラピー登場後，上限流量60L/分の製品，さらに2016年に上限流量90L/分の製品が登場しました．

おそらく健康保険による酸素のコスト算定の上限がたとえ人工呼吸であっても10L/分であることも関係します．10L/分以上投与すると「病院の持ち出し」となります（現在，ハイフローセラピーのみ特別に使用量が認められる地域があります）．

酸素療法のお約束30L/分

「酸素を10L/分で流しまーす！！」というと患者にかなりの酸素を投与した気分になりがちです．10L/分を超すと音が結構大きいことも関係するかもしれません．

- **ヒトは1秒で息を吸い2〜3秒で吐く．1回に吸い込む量は500mL程度．**
- **ヒトの吸気スピード＝500mL/秒＝30,000mL/60秒＝30L/分．**

JCOPY 498-13056

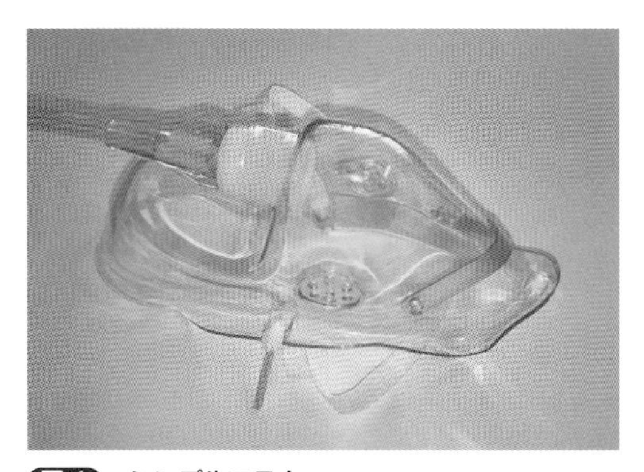

図1　シンプルマスク
側孔に一方向弁はついていない.

表1　シンプルマスクの吸入酸素濃度表

酸素流量（L/分）	吸入酸素濃度（%）
5〜6	40
6〜7	50
7〜8	60

ベストエフォート値であり，実際には酸素流量 10L/分で吸入酸素濃度はせいぜい 40〜50%である.

15L/分で酸素を投与しても，ヒトの吸気スピード 30L/分の半分にも達しません．足りない量はどこからきたのか？

当然，周囲の空気が吸い込まれます．よって，「わざと」シンプルマスクの側孔には一方向弁がついていません 図1．周囲の空気を多く吸い込むのでシンプルマスクによる高濃度酸素投与は難しいです 表1.

酸素流量 10〜15L/分で吸入酸素濃度を高くするための工夫

リザーバー付マスクについて考えてみましょう．以後，15L/分（=15,000mL/分=250mL/秒）で酸素を投与，患者の吸気時間 1 秒として考えます．

先のシンプルマスクは呼気時間の酸素を周囲に捨てます（厳密にはシンプルマスク容積 180mL が微妙にリザーバーとして振る舞うのですが，オタクな話となるので，興味ある読者は拙著[1]を参考にしてください).

呼気時間に投与された酸素をリザーバーバッグに貯留し無駄なく使うための仕組みがリザーバー付マスクです 図2．吸気時間（1 秒）に，患者は酸素 250mL と，リザーバーバッグに貯留した酸素（呼気時間 2 秒であれば 500mL）の両方を吸い込むことができます．250+500=750mL であるので 1 回換気量 500mL であれば余裕です．よって，吸入酸素濃度

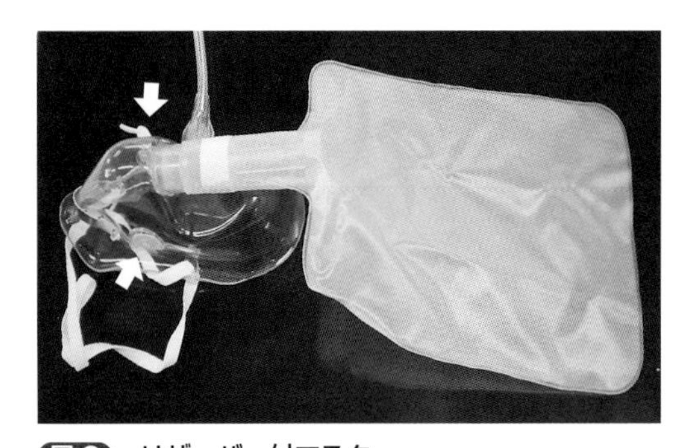

図2 リザーバー付マスク
側孔（⇨）に外気を取り込まないための一方向弁がある．

表2 リザーバー付マスクの吸入酸素濃度表

酸素流量(L/分)	吸入酸素濃度(%)
6	60
7	70
8	80
9	90
10〜15	90〜

ベストエフォート値であり，実際には酸素流量15L/分で吸入酸素濃度はせいぜい60%である．

表 **表2** において酸素流量10~15L/分で吸入酸素濃度が100%近い酸素が投与可能とされてきました．

リザーバー付マスクの側孔には一方向弁がついています．これは，室内空気を取り込まないための仕組みです．

かつてのリザーバー付マスクは絵にかいた餅だった

筆者は，リザーバー付マスクによる100%高濃度酸素投与など全く信じていませんでした．リザーバー付マスクはリザーバーが機能を果たしたとき，すなわち患者吸気時にリザーバーが収縮し呼気時にリザーバーが拡張してはじめて高濃度酸素が投与されます．しかし，患者の顔とマスクの隙間が相当あるため，リザーバーは微動だにしない，あるいは少しだけ表面がポコポコしているといった状況が大半でした．これでは高濃度酸素投与など期待できません．

真に100%近い酸素が投与されるなら，リザーバー付マスクを長時間使用したとき高濃度酸素による肺傷害を意識しなければならないはずです．しかし，そのような議論はベッドサイドでなされませんでした．多くの医療者が，リザーバー付マスクによる高濃度酸素投与などされていないことを知っていたのだと思います．

新型リザーバー付マスクはスゴイけれど運用に注意が必要

マスクと顔が接着する部位にシール素材が採用された製品が主流となりました 図3．リザーバーが呼吸にあわせて大きく伸縮するのが観察されるようになり，実際15L/分といった流量で患者の酸素飽和度が明確に上昇するのを感じられるようになりました．

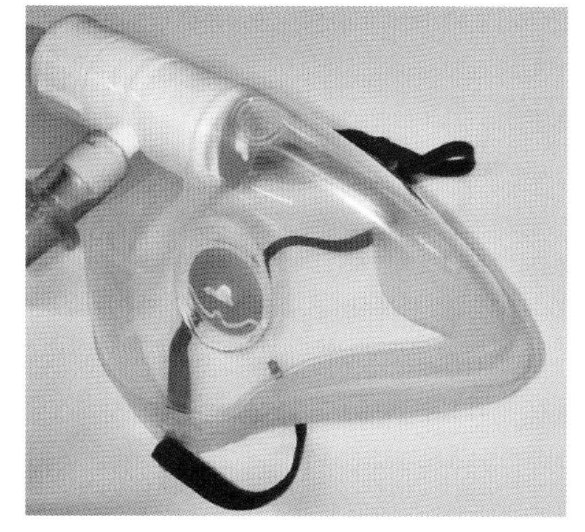

図3 密着性のよいリザーバー付マスク
エコライトオキシジェンマスク 高濃度型（日本メディカルネクスト）．
本製品の弁は窒息リスクを減らすため、マスク内部の圧が極度に下がったとき外気が入る設計である．

素晴らしいですが，運用面で注意が必要です．以前のリザーバー付マスクとは全くの別製品と捉えなければなりません．

- 真に高濃度酸素が投与される可能性があります．長時間使用においては高濃度酸素による毒性を意識しなければならず，救命をねらう患者であればハイフローセラピー・NPPV・挿管を伴う人工呼吸へのスイッチを考えなければなりません．
- リザーバー付マスクは酸素流量≧10L/分がマスト条件です．

理由① 患者は，吸気時に供給された酸素とリザーバーにたまった酸素を吸い込みます．供給酸素が少ないとリザーバーが虚脱し，極論を言えば窒息死があり得ます．よって机上の計算[1)]によって導かれたのが10L/分です．このルールは「以前のリザーバー付マスク」時代からあったのですが，顔とマスクの間に隙間があり窒息などあり得なかったので多くの医療者は気にしていませんでした．しかし，新型リザーバー付マスクにおいてはこのルールに基づいた運用をしなければなりません．また，患者の分時換気量が大きいとき・過換気であるときは，10L/分以上必要である可能性があります．リザーバーバッグの縮小タイミングにおいても虚脱しないように酸素流量をアップします．

理由② リザーバー付マスクは一方向弁をもつため，いわば密閉されています．供給酸素は，マスク（容積約 180mL）内の患者が吐いた二酸化炭素を洗い流す役割がありますが，流量が少ないと患者自身が吐いた二酸化炭素を吸入する再呼吸リスクがあります．洗い流しのための最低流量は 4L/分です[1]．

低流量システム

鼻カニューラ・シンプルマスク・リザーバー付マスクなど，デバイスから投与されるエア（先の３種においては酸素）が **30L/分未満であるとき低流量システム**とよびます．低流量システムの特徴は，**表 1**，**表 2** などの吸入酸素濃度表があるものの目安にすぎず（ベストエフォート値にすぎず），患者の呼吸状態次第で患者が吸入する酸素濃度が変わることです．頻呼吸であれば酸素流速より自発呼吸の流速がはるかに速く投与酸素の効果が相対的に落ちます．呼吸数が少ない，マスクのフィッティングがよいなど条件が整えば，吸入酸素濃度表に示される値が達成されるかもしれません．

高流量システム

患者にデバイスから投与されるエアの流量が **30L/分以上の酸素デバイスを高流量システム**とよびます．ハイフローセラピーの登場前，ベンチュリ効果**図 4** を使ったネブライザー付酸素吸入装置・ベンチュリマスクが

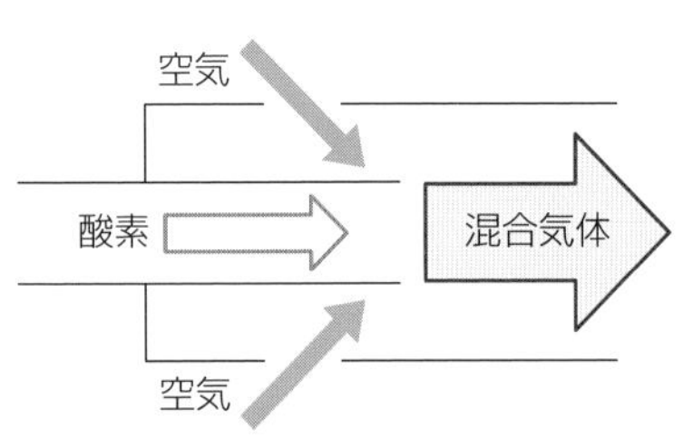

図 4 ベンチュリ効果
細い筒に気体を流すと，その気体の流量と側孔の径に応じて，一定量の周囲の空気を安定的に吸い込む現象．

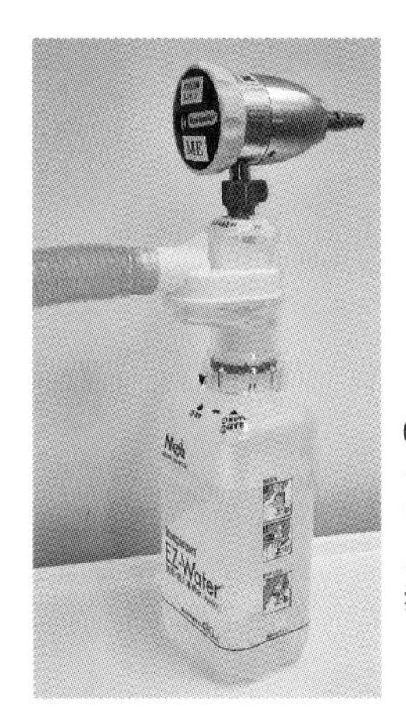

図 5
インスピロン® イージーウォーターネブライザーシステム本体とダイアル式酸素流量計（上部）
（日本メディカルネクスト）

表3 インスピロン® トータル流量早見表

O_2 流量 (L/分)	4	5	6	7	8	9	10	11	12	13	14	15
100%	4	5	6	7	8	9	10	11	12	13	14	15
70%	6.4	8.1	9.7	11.3	12.9	14.5	16.1	17.7	19.3	21	22.6	24.2
50%	10.9	13.6	16.3	19.1	21.8	24.5	27.2	30	32.7	35.4	38.1	40.9
40%	16.6	20.8	24.9	29.1	33.3	37.4	41.6	45.7	49.9	54.1	58.2	62.4
35%	22.6	28.2	33.9	39.5	45.1	50.8	56.4	62.1	67.7	73.4	79	84.6

トータル流量 30L/分以上が適切とし背景色が濃灰色となっている.
(日本メディカルネクスト社資料より引用)

酸素療法の主役であり，高流量システムはこれらしかありませんでした.

以後，ベンチュリ効果製品の代表格であるネブライザー付酸素吸入装置・インスピロン® 図5 を例に設定方法の復習をしましょう．トータル流量早見表をみながら設定します 表3．酸素配管から投与される酸素と，ベンチュリ効果で周囲から吸い込まれる空気の総量がトータル流量です．35％から 100％まで設定できるインスピロンのダイアルと酸素流量計を設定します.

例えば，酸素流量を 13L/分，酸素濃度を 50％と設定すれば，トータル流量早見表において 35.4L/分にたどりつきます．システムから酸素濃度 50％のエアが 35.4L/分出てくることを意味します.

お約束 30L/分を超えることの意味

本 chapter 冒頭で酸素療法のお約束 30L/分に触れました.

酸素投与デバイスから投与されるエアの流速が，例えば 40％・54.1L/分であれば，30L/分より大きいです．言わばおつりがある状態であり，患者はデバイスから出たエアのみを吸入，すなわち酸素濃度 40％のエアを吸うことになります.

トータル流量早見表 表3 には酸素流量 10L/分・酸素濃度 100％という設定もあります．この設定をすると患者が酸素濃度 100％下で呼吸すると勘違いされがちです．しかしこの設定はデバイスから酸素が 10L/分出てくるという意味です．そして患者の吸気流速は 30L/分であるので，

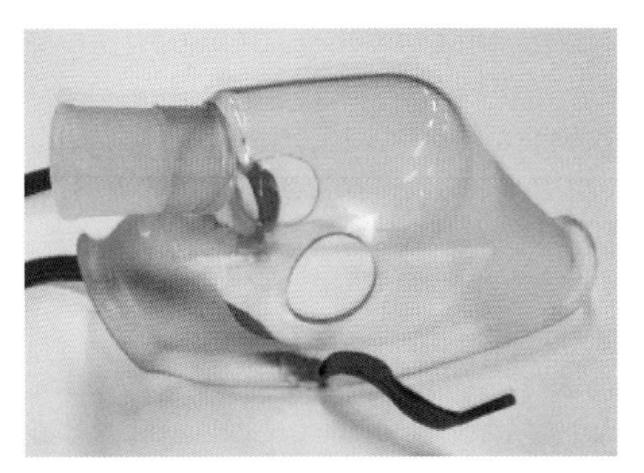

図6 ベンチュリ式酸素療法に使用するマスク
高流量のエアがスムーズに流れるため巨大な側孔をもつ．低トータル流量に設定すると，当然室内空気が大量に吸入される．

不足する20L/分はマスクの大きな孔や顔とマスクの間の隙間から空気として流入します 図6．よって，この設定はいわば酸素10Lと空気20Lをブレンドするような設定であり，患者の吸入酸素濃度はおそらく50%弱程度にしかなりません．

なぜ低流量システムと高流量システムに区別されたのか？

低流量システムは，患者の呼吸数・呼吸状態・マスクのフィッティング・リザーバー付マスクであればリザーバーの伸縮…さまざまなファクターがからみ，患者のリアルな吸入酸素濃度は喉に酸素濃度センサーを挿入しない限りわかりません．また刻刻と変わります．酸素は病院で最もポピュラーな“薬”ですが，適当に投与しているとも言えます．

従来，高流量システム（ネブライザー付酸素吸入装置など）のメリットは2つありました．

① トータル流量≧30L/分であるとき，患者の吸入酸素濃度＝設定酸素濃度であることを期待できる．正確な酸素投与が好ましい，特に CO_2 ナルコーシスリスクがあるCOPD患者において好ましい可能性がある．実際には，多くの患者においてここまで厳密な管理は必要ありません．
② ネブライザー付酸素吸入装置は，蒸留水をネブライズする（噴霧する）

ので加湿能力が極めて高い．水蒸気より大きい水粒（エアロゾル）が噴霧されるので過剰加湿になることがあるとされます．

CO_2 ナルコーシスリスクがある患者はそれほど多くなく，②を重視してネブライザー付酸素吸入装置は使用されてきました．

ネブライザー付酸素吸入装置は高流量中等度濃度酸素吸入装置

ネブライザー付酸素吸入装置は先のトータル流量早見表をみながら設定しなければならないはずですが，表の存在自体知られず「ダイアルを100%に設定したので患者は100%酸素を吸っている」と勘違いする医療者が多いです．酸素療法ガイドライン（日本呼吸器学会・日本呼吸管理学会，2006）においても「あたかも高濃度酸素が吸入できるように錯覚する」と揶揄されました．高流量高濃度酸素吸入装置と捉えられがちでした．

トータル流量早見表 **表3** において，30L/分を達成できるゾーン（濃灰色）はすべて酸素濃度50%以下です．よって患者が吸入する酸素濃度は最大でも50%です（製品によっては60%以下）．高流量**中等度濃度**酸素吸入装置なのです．高濃度酸素を投与したくてもできません．

壁配管あるいは酸素ボンベから供給される酸素の圧力は4気圧です．ネブライザーは極細孔に4気圧をパワーとして用い酸素を通すことで孔周囲の圧を下げます **図7**．それにより蒸留水が汲み上げられ噴霧するのがネブライザーの原理です．25Gの針がかろうじて通る程度の極細孔であり，その孔を通る酸素の流速の限界が15L/分です（18L/分の製品もあります）．4気圧の限界なのです．よって，トータル流量早見表の酸素流量は15L/分までしか記載されていません **表3**．ちなみに酸素流量は6L/分以上ないとエアロゾルが発生しません．よってトータル流量早見表 **表3** は，ネブライザー付酸素吸入装置の最低酸素濃度は35%であることも示しています．35%より下の投与もできないのです．酸素を動力としてエアを吸い込み混合エアを作るので，酸素流量ゼロにできない　という理解でもよいです．

4気圧に対抗し30L/分で純酸素を投与できれば，ネブライザー付酸素吸入装置によって100%酸素投与が可能なのでは？　と発想しますよね．実際，極細孔を5個使用することによりトータル流量35L/分・酸素濃度

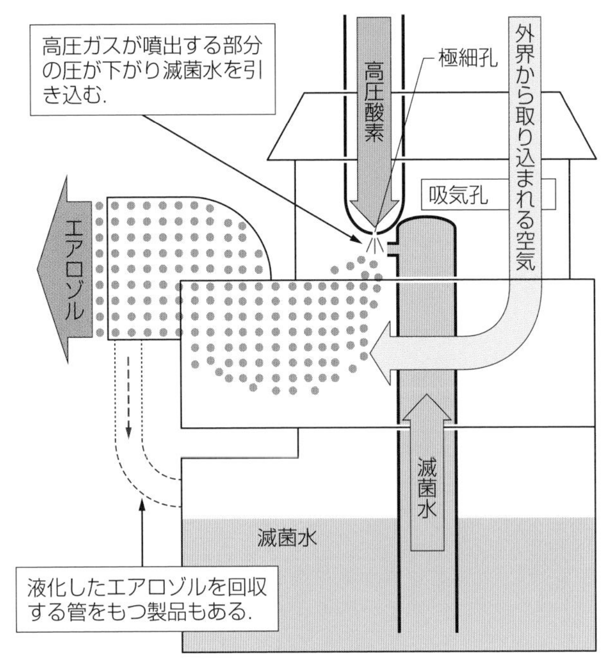

図7 ネブライザー付酸素吸入装置の構造
(文献1より引用)

99%投与を可能にした製品があります（小池メディカル，ハイホーネブライザー）図8．5丁拳銃です．

かなり色あせた30L/分

本chapter冒頭にて，ヒトの吸気スピード=500mL/秒=30,000 mL/60秒=30L/分　としました．酸素療法において長年重視されてきた数字です．

我々が一定のスピードで空気を吸い込むことを前提としています 図9A．平均スピードとも言えます．

しかし，実際の吸気スピードは曲線であり，吸い始めは非常に速く，吸気の終了時点付近では全く吸えません 図9B．

吸気の開始時点の接線の傾きが，開始時の流速であり60L/分であるこ

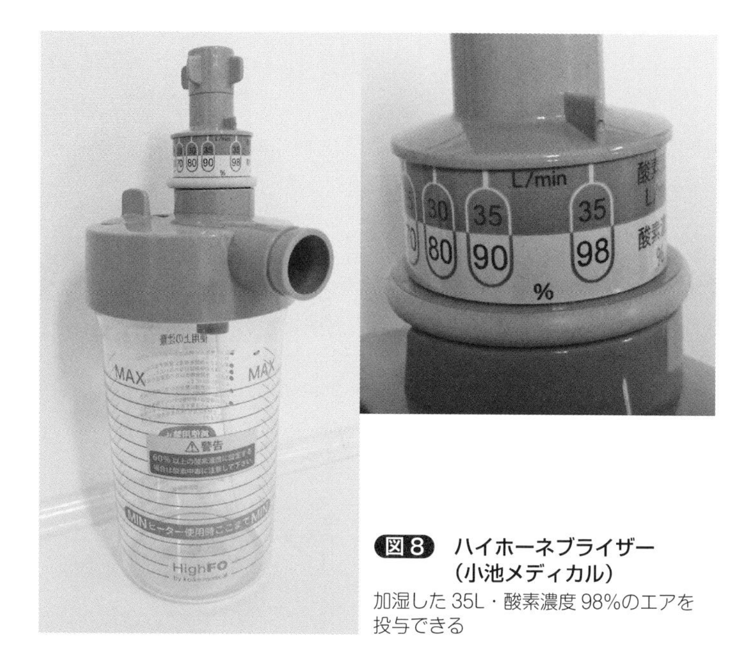

図 8　ハイホーネブライザー（小池メディカル）

加湿した 35L・酸素濃度 98%のエアを投与できる

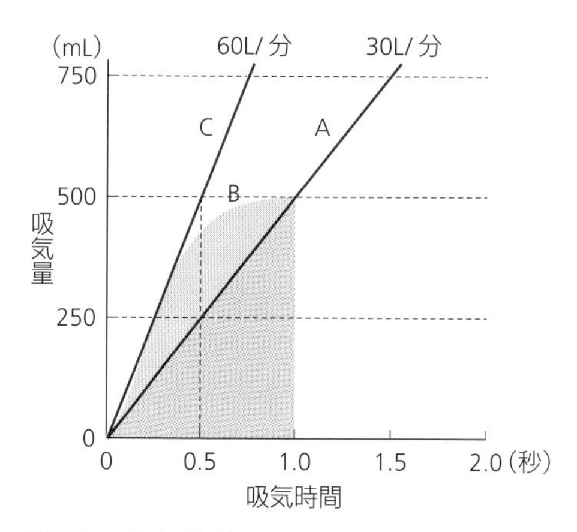

図 9　吸気流速グラフ

（文献 2 より引用）

とを意味します 図9C．よって，「30L/分以上でエアを流せばおつりが出ます」は嘘であることになります．

また，重症敗血症の早期覚知所見として頻呼吸が重視されますが，頻呼吸時の流速は100L/分に達します．

今や，「酸素流量30L/分か．たっぷり酸素を投与しているな」などと感じてはならない時代となりました．

高流量システムにハイフローセラピーが新加入 表4

従来の高流量システムは，ベンチュリ原理の製品しかありませんでした．設定の理解が難しく，音がうるさく，35〜50%という中等度酸素濃

表4 ネブライザー付酸素吸入装置とハイフローセラピーの比較

	ネブライザー付酸素吸入装置	ハイフローセラピー
患者インターフェース	大きな側孔をもつマスク（プロングは不可）	プロング
吸入酸素濃度	35〜50%	21〜100%
最高流量	トータル流量早見表 表3 参照．設定酸素濃度が上がるにつれて流量は減少し，酸素濃度50%であれば40.9L/分．	流量上限が50〜60L/分である製品・方式が多いが110L/分設定可能な人工呼吸器がある．
雑音	本体の外気導入部分が非常にうるさい．低酸素濃度設定であるほど外気導入音が大きくなる．	流量が高くなるとプロング周辺の音が大きくなるがネブライザー付酸素吸入装置よりはるかに静か．
加湿能力	エアロゾルであり過剰加湿リスクがある．粒子径が大きく肺胞に有効に届かない可能性がある．	人工呼吸器用加温加湿装置を用いており加湿能力は高い．
ガス配管	酸素配管必要	機械式ブレンダーであれば酸素配管と空気配管の両方が必要．人工呼吸器やハイフローセラピー専用機においては酸素配管のみで作動する製品がある．
コスト	数千円	ハイフローセラピー専用機 本体70万〜100万円程度，消耗品10,000〜20,000円程度．

度しか投与できないといった制約だらけのデバイスです．気道加湿目的で利用されることが多かったのですが，ネブライザー付酸素吸入装置の加湿は水蒸気というよりエアロゾル **図7** とよばれる水蒸気より大きい水滴であるため気道内が過剰加湿となる可能性や，粒子径が大きいため肺胞まで届かない可能性が指摘されました．

日本においては2011年から急速に普及したハイフローセラピーは，これらの制約をすべてクリアしたスーパー酸素療法と言えます．30L/分は色あせたことを紹介しましたが，50～60L/分までカバーできます．

ネブライザー付酸素吸入装置が勝っているのはコストだけでしょう．多くの施設で，ネブライザー付酸素吸入装置の使用頻度が激減したのではないでしょうか．

ネブライザー付酸素吸入装置にプロングを使用することは難しい

「ネブライザー付酸素吸入装置に，マスクの代わりにプロングを使用してはどうか？」と誰もが発想します．ネブライザー付酸素吸入装置は供給酸素の4気圧を利用し極細孔を通すことで加湿パワーを生んでいます．「なんとか頑張ってギリギリ通っている状態」であり，エアの出口と言えるマスクを，鼻孔に挿入するプロングに変更すると抵抗が強く流量が大きく下がります[1)]．**バックフローの影響を受ける** と表現されます．

実は，ベンチュリ原理を利用し空気配管を必要としないハイフローセラピー機器MaxVenturi®（カフベンテック，➡p.68）があります．これは人工呼吸用加温加湿器を併用するので，極細孔を使用しない点でネブライザー付酸素吸入装置とは異なり，また酸素濃度を実測できるのでバックフローの影響は減ります．厳密には，プロングのサイズやメーカーにより設定の調整が必要です．騒音がすごいですが，マフラー（消音装置）を用いると騒音はある程度軽減されます．

目標酸素濃度による酸素投与デバイスの選択

●高濃度酸素（酸素濃度＞50%）を投与したいとき

リザーバー付マスクとハイフローセラピーしかないです．

表5 ヒュミディファイアー（加湿瓶）による加湿効果

酸素流量（L/分）	2	4	6	8	10
相対湿度（%）	96	77	71	64	59
絶対湿度（mg/L）	23.9	18.9	17.5	15	14

手術室（室温25.5℃，相対湿度38%）で測定．25.5℃の飽和水蒸気量は約24mg/L.

（文献3より引用　筆者が一部改変）

リザーバー付マスクを用いて真に高濃度酸素投与をしたいなら，フィッティングがよい製品を使うべきです（➡p.17）．また，十分加湿したエアを投与したいのであれば，ハイフローセラピーを選択せざるを得ません．リザーバー付マスクにヒューミディファイアー（humidifier）を併用したところで，壁配管やボンベの酸素の湿度は0%近く，おまけ程度です **表5**.

● 中等度濃度酸素（35%≦酸素濃度≦50%）を投与したいとき

安定した吸入酸素濃度による酸素投与が必要であれば高流量システムでなければなりません．ネブライザー付酸素吸入装置かハイフローセラピーです．

● 加湿した低濃度酸素（酸素濃度 <35%）を投与したいとき

低濃度酸素投与目的だけであれば，鼻カニューラやシンプルマスクで十分です．鼻カニューラ（流量の上限は5L/分程度）やシンプルマスク（流量の上限は8～10L/分程度）は酸素流量が少ないです．患者は加湿された室内空気を多く吸うので，壁配管やボンベの酸素の湿度0%問題はそれほど影響しないです．加湿したいときヒューミディファイアーが使用されますが，十分加湿をしたいのであればヒューミディファイアーは力不足です．単に蒸留水内に酸素をボコボコ通すだけだからです **図10** **表5**.

ハイフローセラピーは，例えば酸素濃度21%や流量50～60L/分であっても十分加温加湿したエアを投与できます．

あらゆる酸素濃度を設定できトータルフローの上限が50～60L/分である高流量システムであり加温加湿が良好なのはハイフローセラピーしかないのです **図11**.

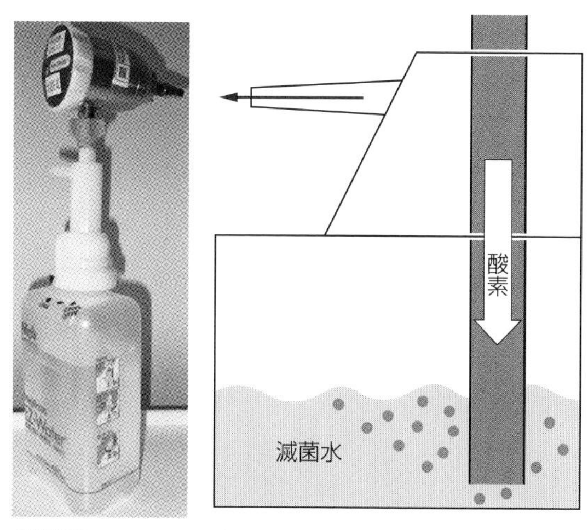

図10　ヒューミディファイアーと構造

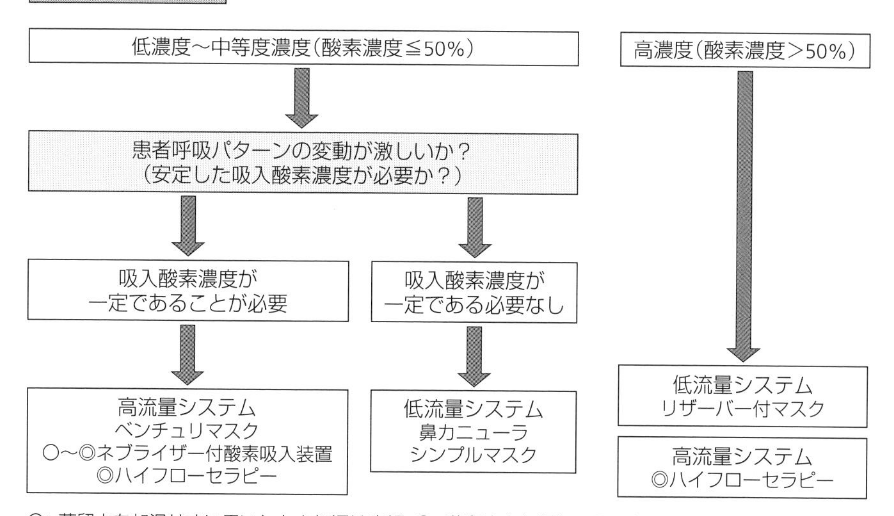

○：蒸留水を加温せずに用いたとき加湿は良好，◎：蒸留水を加温して用いたとき加湿は非常に良好

図11　酸素療法の比較

〔参考：コヴィディエン社（現メドトロニック社）HP 呼吸ケア掲載図（現在は閲覧できない），筆者が改変〕

ハイフローセラピーをハブとして呼吸療法を理解し運用する

ハイフローセラピーは，侵襲的人工呼吸・NPPV・酸素療法のいずれとも，それらの能力と安全性を比較し患者に最適なのはどちらかと考えながら使用しなければなりません．

よって，筆者は，ハイフローセラピーをハブとして，呼吸療法を理解し運用すればよいのではないかと考えています 図12．

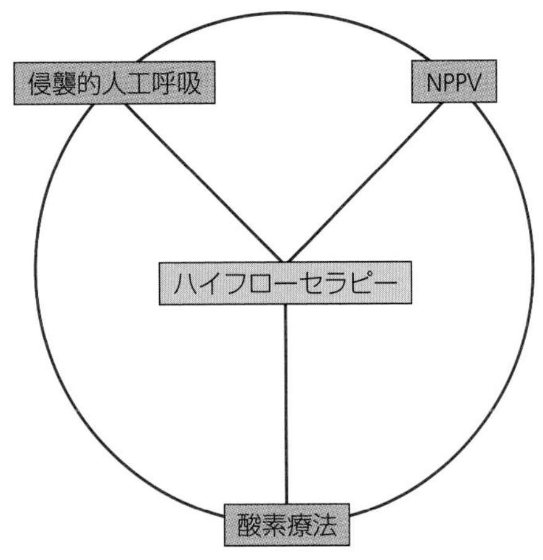

図12 ハイフローセラピーは呼吸療法のハブ

【参考文献】

1）小尾口邦彦．こういうことだったのか !! 酸素療法．中外医学社；2017.
2）尾崎孝平．血液ガス・酸塩基平衡教室―呼吸尾崎塾 おもしろいほどスラスラわかって臨床につかえる！．メディカ出版；2009.
3）福山達也，宮尾秀樹．加湿．In：沼田克雄，監修，大村昭人，安本和正，編集．入門・呼吸療法 改訂第 2 版．克誠堂出版；2003. p.76-85.

ハイフローセラピーの管理

ハイフローセラピーの流量設定

ハイフローセラピーは高流量システムの酸素療法であるので，2011年の登場後，酸素療法におけるお約束の数字30L/分（➡p.14）からスタートするのが一般的でした．患者の呼吸状態を観察しながら，さらに酸素流量を増加させました．

しかし，近年30L/分は「色あせた数字」となり（➡p.22），患者が頻呼吸であるとき（≒吸気時間が短いとき≒努力用呼吸であるとき），40～50 L/分からスタートする施設が多いのではないでしょうか．ケチケチ始めるのではなく，最初からしっかり患者呼吸を助ける と表現してもよいかもしれません．

NPPVと同様に，ハイフローセラピーのメリットは患者の意識を保てることです．患者とコミュニケーションをとりながら，治療を進めることができます．我々医療者にとっては，「ハイフローセラピー＝スーパー酸素療法」であり，患者の救世主になるに違いないという思いがあります．しかし患者は知りません．「すごい量の酸素が鼻から入りますがびっくりしないでくださいね．この量が大切なのです」「なるべく息を鼻から吸い，鼻から吐いてくださいね」など声掛けをしましょう．

先に開始流量は30L/分より40～50L/分が主流となったと書きましたが，いきなり40～50L/分であると患者はびっくりします．20～30L/分程度で開始し，先の説明をしながらゆっくり数分かけて40～50L/分に上げたほうが優しい治療となります．記録には開始流量50L/分と書けばよいです．

急性呼吸障害によるハイフローセラピー患者に対してEIT（electrical impedance tomography，胸部に全周性に電極を貼り電気抵抗を測定することで肺の換気の状態を動的にモニタリングする装置）や食道内圧（自発呼吸の害を検証するのに重要）を用いて理想の流量を検証した試験があります[1)]．シンプルマスク（酸素流量 12L/分）から開始しハイフローセラピー流量を 30 → 45 → 60L/分と変化させて，各種パラメーターが測定されました．30L/分で 45L/分や 60L/分設定と同様の分時換気量の低下（過換気の是正）や二酸化炭素クリアランスの上昇効果は得られましたが，食道内圧の変動（自発呼吸努力の減少），肺の容積（全体・換気できている部分・換気不良部分），呼吸数，動的肺コンプライアンス（肺の硬さ）などそれ以外のすべてにおいて 30L/分でも一定の効果があったものの 60L/分において最大効果が得られました．こういった試験につきものですが非常に不均一な結果（設定の違いより個人差のほうがはるかに大きい）であったこともあり，著者は「画一的な数値に基づいた流量設定より，患者個人の生理学的指標にあわせた設定が望ましい」が，現実の ICU においては「シンプルに一律に 60L/分で始めてもよいかも」としました．

重症呼吸障害に対して，このように**50~60 L/分といった高流量でスタート**する考え（欧米発重症呼吸障害論文において開始流量 60 L/分は珍しくありません）と，**30 L/分程度から患者の呼吸状態を観察しながら 60 L/分まで上げる**考えとがあります．筆者知人は「30 L/分から患者が口を開けるところまで流量を上げる」と言っていました．鼻腔のみならず咽頭や口腔の洗い流しを重視する考えです（➡ p.6）．

ハイフローセラピーの加温加湿

人工呼吸器用加温加湿器の主流は，pass-over 型とよばれる構造で，熱した鉄板（最高温度約 120℃）の上で貯水槽の滅菌水を気化させます．加温加湿器のスイッチを入れてから最大能力を発揮するまで通常 20～30 分程度を要します．プレシジョンフロー®は 10 分程度かかるようです．乾燥エアのままハイフローセラピーを開始し，「鼻が痛い」と患者が思わないようにすることが大切です．できる限り早く，可能であれば使用開始 20 分以上前に電源を入れておきたいです．

加温加湿器の温度選択も重要です．例えば，ベストセラー人工呼吸器用加温加湿器 MR850 **図 1**（Fisher & Paykel）は，侵襲モード（37℃）と非侵襲モード（31℃）をもちます．ハイフローセラピーは流量が多い

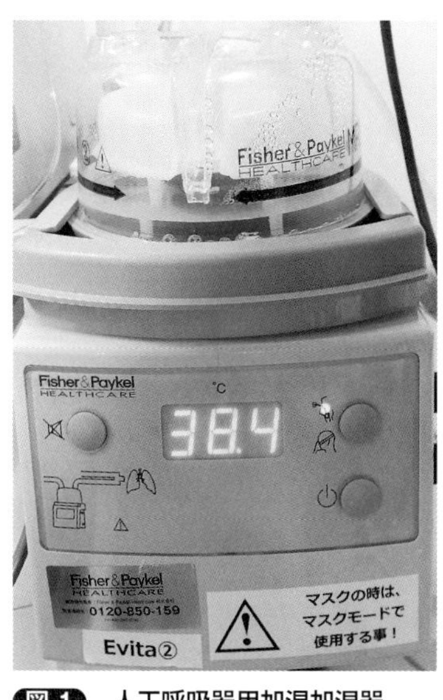

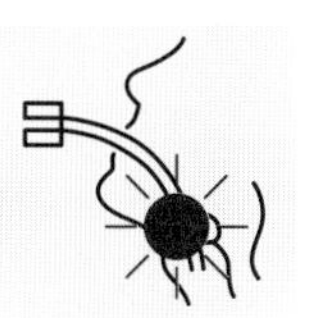

侵襲モード

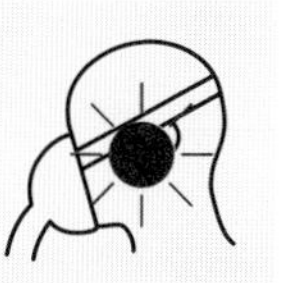

非侵襲モード

図1　人工呼吸器用加温加湿器
MR850（Fisher & Paykel）が侵襲モードで作動中．基本的に，侵襲モードは挿管を伴う人工呼吸とハイフローセラピーを対象とし，非侵襲モードはNPPVを対象とする．

ので，しっかり加湿するために侵襲モードを選択します．患者が鼻腔の暑さを訴えるときは，非侵襲モードへの変更を考慮します．ちなみに，NPPVは非侵襲モードを選択します．本来，NPPVも流量が多いので加温加湿のための温度は高いほうが好ましいのですが，皮膚の温度は31～33℃程度と言われ，それより高い温度のエアであると皮膚で結露し不快であるからです．

ハイフローセラピーにおいて加湿は重要です．特に，酸素配管と空気配管の双方から取り込むハイフローセラピー機器（➡p.56）において，医療用酸素・空気の湿度はゼロに近く，安易に加温加湿器の温度を下げないほうがよいです．室内空気には湿度があるので室内空気を取り込む方式（➡p.57）においては，酸素濃度設定が低い場合には加湿能力を下げる（設定温度を下げる）ことの影響はやや小さくなります．

加温加湿器の蒸留水の使用量は非常に多いため，通常1L製品を使用します．

ハイフローセラピーはガチ高濃度吸入酸素投与が可能

呼吸状態が安定しない患者において，持続的に一定の吸入酸素濃度を投与するためには高流量システムを選択しなければなりません（➡ p.18）．従来，高流量システムはベンチュリ式（ベンチュリマスク，ネブライザー付酸素吸入装置）しかありませんでした．ベンチュリ式は吸入酸素の最高濃度が50％であるため，高濃度酸素投与が可能な高流量システムは存在しませんでした．しかし，ハイフローセラピーが2010年代に登場したことにより状況は変わり，ハイフローセラピーを用いれば21％から100％まで，任意の吸入酸素濃度設定が可能です．流量をお約束の数字30L/分より上の40～60L/分に設定すれば，設定酸素濃度で患者が酸素を吸っていると推測できます．患者の吸気流速が高そうであれば，流量を増やせばより正確になります．人工呼吸器とモデル肺を組み合わせて行ったシミュレーションにおいて，流量20L/分はやや設定濃度より吸入酸素濃度が低い傾向があったものの，40L/分以上であれば正確と言える吸入酸素濃度でした[2)] 表1 ．

ただし，例えば重症敗血症による努力様呼吸，頻呼吸といった状況において，吸気流速は100L/分を超えているときがあります．そのような状

表1　1回換気量とハイフローセラピー投与酸素濃度と実際の吸入酸素濃度

投与酸素濃度 FiO_2	流量（L/分）	1回換気量（mL）		
		300	500	700
0.3	20	0.29±0	0.27±0.01	0.26±0.01
	40	0.30±0	0.30±0	0.29±0.01
	60	0.31±0	0.31±0	0.31±0
0.5	20	0.46±0.02	0.40±0.03	0.36±0.02
	40	0.49±0.02	0.48±0.01	0.45±0.02
	60	0.50±0	0.50±0	0.50±0
0.7	20	0.62±0.02	0.53±0.04	0.46±0.03
	40	0.69±0	0.66±0.01	0.61±0.04
	60	0.70±0	0.69±0.01	0.69±0.01

人工呼吸器とモデル肺の組みあわせによるシミュレーション．吸気時間は1秒．
（文献2より引用）

況では，ハイフローセラピーをもってしても追いつくことができず，設定酸素濃度より吸入酸素濃度がはるかに低いことはあり得ます．ハイフローセラピーであっても，呼吸回数と1回換気量と設定酸素濃度が高いほど，頻呼吸の影響を受け実際の酸素吸入濃度は激減します[3]．そもそもそのような状況でハイフローセラピーを使用すべきではなく，挿管を伴った人工呼吸（侵襲的人工呼吸）に移行すべきです．

また，ハイフローセラピーの能力は非常に高いので，患者の体動などで不用意にプロングや回路が外れると患者は低酸素，生命危機に陥る可能性があります．人工呼吸器は回路が外れると低圧アラームが作動しますが，ハイフローセラピーにはありません．ハイフローセラピーは酸素療法であるため，医療者は人工呼吸器管理より油断しがちです．特に高濃度・高流量設定であるとき，**回路が外れたら非常に怖い**こと，**生命的危機があり得る**ことを，ベッドサイドで共有したいです．筆者は「人工呼吸器回路が外れたら大騒ぎやろ～．ハイフローセラピーも同じやで．高濃度酸素・高流量設定であるときは，酸素投与デバイスと思って油断せず，人工呼吸器に近い存在と捉えてアクションを起こすんやで～」と説明します．プロング外れはもちろんですが，加温加湿器の温度センサー接続部は外れやすい部分です．

ハイフローセラピーの効果は比較的早く出る

ハイフローセラピーを使用した呼吸障害28患者の導入後の経時的な呼吸数や身体所見の変化を追った研究があります[4] **表2**.

PaO_2 は治療開始前と1時間後で 95±40 vs 141±106 mmHg，P＝0.009，PaO_2/F_IO_2 は 102±23 vs 169±108，P＝0.036 と著明に改善しました（導入前 vs 導入後）．ハイフローセラピー導入で酸素化が改善するのは当たり前です．ハイフローセラピーがすごいところは，導入15～30分程度で呼吸数，呼吸苦，努力用呼吸所見，奇異呼吸所見（thoraco-abdominal asynchrony）の改善がみられることです．

全28患者のうち，9患者が侵襲的人工呼吸へ移行しました（移行への時間の最小値1時間，最大値48時間，中央値4時間）．移行した9患者とその他の患者を比較したところ，呼吸数・PaO_2・PaO_2/F_IO_2・奇異呼吸所見の割合は1時間以内に統計的有意な差がありました **表3**.

表2　ハイフローセラピー導入後の呼吸数や身体所見の変化

	ハイフローセラピー導入後経過時間					
	導入前	15分	30分	1時間	6時間	24時間
呼吸数（/分）	32	28※	26※	27※	26※	25※
呼吸苦の患者の自己評価スケール（点）	5	3.7	3※	3※	2.7※	1.9※
supraclavicular retraction 所見がある患者割合（%）	58	45	31※	25※	11※	7※
奇異呼吸所見がある患者割合（%）	58	42	31※	21※	6※	6※

数値は示されなかったのでグラフから筆者が読み取った概数.
※導入前に対して統計的有意差あり.
呼吸苦の患者の自己評価スケール：visual numeric scale 10点満点
supraclavicular retraction：努力用呼吸時にみられる鎖骨上窩の陥凹，tracheal tug 図2と同じ所見と考えてよい.
奇異呼吸所見：さまざまな奇異呼吸があるが，本研究においては胸部と腹部の動きが同調しない奇異呼吸（thoraco-abdominal asynchrony）.
（文献4より引用）

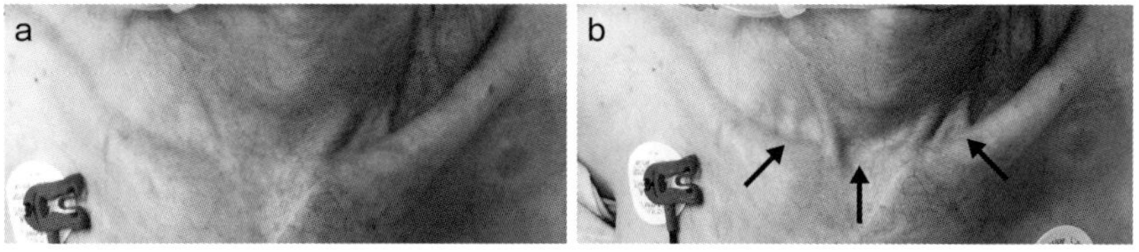

図2　tracheal tug（喉頭引き込みサイン）
吸気時に，両鎖骨・胸骨柄の頭側がへこむ現象．窒息，呼吸障害による努力様呼吸時などにみられる．末期癌患者にもみられ，モルヒネを投与するサインとされる.
a：呼期時，b：吸気時 tracheal tug，矢印部分のへこみが目立つ.

Thoraco-abdominal asynchronyに限らず，胸鎖乳突筋などの補助呼吸筋の使用・肩を上下する呼吸など「患者の辛そうな呼吸パターン」のフィジカルアセスメントが大切です.

ハイフローセラピー導入後，患者の呼吸パターン・呼吸音・呼吸補助筋の使用などを慎重に観察します．先の奇異呼吸所見も重要です．導入15分後，1時間後，6時間後とポイントを決めて評価し，効果がないと判断すればすみやかに断念し，人工呼吸に移行することが重要です.

表3　挿管移行群と挿管非移行群の呼吸数・酸素化能・奇異呼吸所見

所見と HFT 開始後経過時間	挿管移行群	挿管非移行群	P 値
呼吸数（/分）30 分後	29.1±3.8	24.6±5.8	0.05
呼吸数（/分）45 分後	30.4±5.2	24.1±5.9	0.012
PaO_2 (mmHg) 1 時間後	82.1±29.5	165.3±116.8	0.046
PaO_2/F_IO_2 1 時間後	90.7±33.1	200.6±111.7	0.008
奇異呼吸所見（15 分後）	43.7%	9%	0.04
奇異呼吸所見（30 分後）	50%	11.5%	0.02
奇異呼吸所見（60 分後）	75%	10%	0.0007
奇異呼吸所見（120 分後）	80%	15.6%	0.009

HFT：ハイフローセラピー，奇異呼吸所見：thoraco-abdominal asynchrony
（文献 4 より引用）

II 型呼吸障害に対してもハイフローセラピーの有効性が報告される

ハイフローセラピー登場後しばらく，I 型呼吸障害（高炭酸ガス血症を伴わない呼吸障害）⇒ハイフローセラピー，II 型呼吸障害⇒ NPPV とするシンプルな考えが基本でした．その後，ハイフローセラピーの快進撃が続きます．

Chapter 01 において，プロングを片孔のみに入れるなどして鼻孔からのリークがハイフローセラピーによる血中 $PaCO_2$ 低下に重要であることを示した試験[5)] を紹介しました（➡ p.10）．本試験は，$PaCO_2$>55 の COPD 患者を対象として行われ，相当な高炭酸ガス血症を伴う COPD であってもハイフローセラピーが有効であることを示したとも言えます．

高炭酸ガス血症を伴う COPD への侵襲的人工呼吸終了・抜管後のサポートとして，ハイフローセラピー群 vs NPPV 群による予後を比較した RCT があります[6)] **表4**．ハイフローセラピー群の開始流量は 50L/分でした．ハイフローセラピー群と NPPV 群の治療成績は同等と言えるものでした **表4**．治療失敗率はハイフローセラピー群 22.7% vs NPPV 群 28.6%（P=0.535）と統計的有意差はないもののハイフローセラピー群に有利でした．高炭酸ガス血症の悪化はハイフローセラピー群 30.0% vs NPPV 群 25.0%と差はありませんでした．唯一統計的有意差があったの

表4 高炭酸ガス血症を伴うCOPDへの侵襲的人工呼吸後のハイフローセラピー群 vs NPPV群の予後を比較したRCT

	ハイフローセラピー群	NPPV群	P値
治療失敗	22.7%	28.6%	0.535
侵襲的人工呼吸へ移行	13.6%	14.3%	0.931
対照群へのスイッチ	9.1%	14.3%	0.516
治療失敗の原因			
治療への低忍容性	0%	50.0%	0.015
呼吸障害の悪化	50.0%	16.7%	0.172
低酸素血症の悪化	20.0%	8.3%	0.571
高炭酸ガス血症の悪化	30.0%	25.0%	1.0

(文献6より引用)

は治療の忍容性です．ハイフローセラピー群において忍容性による脱落がゼロであったのに対して，NPPV群は50%もが脱落しています．このような試験結果の報告が増えつつあります．

$PaCO_2$が高い患者におけるCOPD増悪へのハイフローセラピー vs NPPVによる効果を検証するRCTが開始されています[7]．

ハイフローセラピーとMDRPU

近年，医療機器などより引き起こされる組織損傷を従来からの褥瘡と区別し，医療関連機器圧迫創傷（medical device related pressure ulcer: MDRPU）とよびます．NPPVは比較的MDRPUが多く，しかも顔面に発生するのでかなり注意が払われます．

顔にマスクを押しつけざるを得ないNPPVに対して，ハイフローセラピーのプロングによるMDRPUリスクは各段に下がります．しかし，長時間使用になりがちであり，やはり注意深い観察や配慮が必要です．

比較的長期間ハイフローセラピーを使用（8.8±9.55日，平均±SD，以後同様）した患者を対象とした研究[8]においては，使用開始後8.7±7.13日（中央値5日，範囲2～25日）において20%の患者にMDRPUが発生しました **表5**．鼻中隔前面，鼻孔周囲，人中は要注意です **図3**．また，やや細い素材であるプレシジョンフロー専用プロングは

表5　ハイフローセラピープロングによるMDRPU

部位	件数	持続する発赤	真皮までの損傷
鼻中隔前面	5	1	4
鼻孔周囲	4	4	0
上口唇，人中	4	2	2
頬部	1	1	0

（文献8より引用）

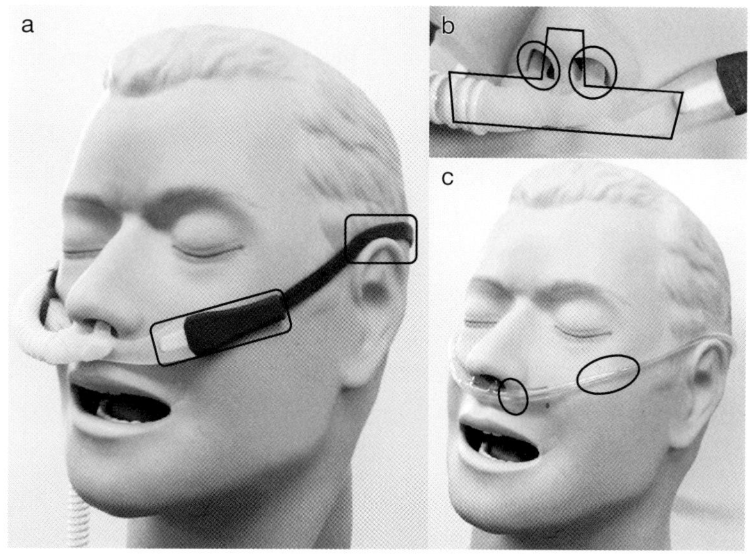

図3　ハイフローセラピーによってMDRPUを発生しやすい部位
a）頬部，耳介周囲
b）鼻中隔前面，鼻孔周囲
c）プレシジョンフロー専用プロング使用時にマークすべき部位

圧が面ではなく線でかかるため，あらかじめ頬部・鼻孔周囲の接触部位にドレッシング素材を使用したいです．

ハイフローセラピーの怖さ
効果がないと思ったら見切りをつけることも大切

従来，高濃度酸素を酸素療法によって投与したければ，リザーバー付マスクを選択せざるを得ませんでした．リザーバー付マスクであれば，90～100％の吸入酸素濃度が達成されるとされてきました．それほどの高濃度酸素投与が可能なのであれば，酸素中毒（高濃度酸素により肺が短時間で傷害される）に注意しなければならないはずです．実際，人工呼吸管理においては，酸素中毒に注意します．人工呼吸開始時点は100％酸素濃度設定をしたとしても，PEEPを駆使するなど工夫をして，なんとか60％以下に酸素濃度を下げるように努力します．しかし，リザーバー付マスクを患者に装着するとき酸素中毒の話題にはなりません．結局，多くの医療者が，「リザーバー付マスクによる90～100％の吸入酸素濃度」など信じていないからだと筆者は考えています．一方，ハイフローセラピーはガチ高濃度酸素投与が可能です．高濃度酸素による酸素中毒は容易に発生します．

また，ハイフローセラピーにより，重症患者が軽症そうにみえることは少なくありません．「患者が楽そうだから」と高濃度酸素でハイフローセラピーを漫然と使用し続けると，気がついたら呼吸障害末期ということもあり得ます．

例えば，流量60L/分・酸素濃度80％などという設定は，短期間に回復が見込まれる病態（例：心原性心不全），あるいは挿管までの時間稼ぎといった短時間のレスキュー以外はあってはならないです．ハイフローセラピーの最大のリスクは“無茶な設定でねばる”が時にみられることであると筆者は考えています．

ハイフローセラピー治療を断念し挿管を伴う人工呼吸に至った症例を分析した後ろ向き研究があります[9)] **表6**．ハイフローセラピー施行48時間以内の挿管を早期失敗群，48時間以後の挿管を晩期失敗群としたところ，ICU死亡率などにおいて著しく差があったとするものです．ダメだと思ったら，ハイフローセラピーを早期に断念する姿勢は非常に大切です．多くの施設において，結果的に「ハイフローセラピー患者の挿管のタイミングが遅れた」と反省した経験があるのではないでしょうか．

ハイフローセラピーはスーパー酸素療法ではありますが，所詮，酸素療法でもあります．例えば，敗血症性ショックに対して，ハイフローセラピーの使用は適切でしょうか．敗血症性ショック・代謝性アシドーシスにより頻呼吸を呈している患者に対しては，基本的に，鎮静・挿管・人工呼吸管理をし「楽にしてあげる」ことが非常に重要です．人工呼吸器の設定

表6　ハイフローセラピーから侵襲的人工呼吸への移行が遅れると予後が悪くなることを示唆する試験

	ハイフローセラピー早期失敗群 n=130	ハイフローセラピー晩期失敗群 n=45	P値
ICU死亡率（%）	39.2	66.7	0.001
抜管成功率（%）	37.7	15.6	0.006
人工呼吸器離脱率（%）	55.4	28.9	0.002
Ventilator-free days（日）	8.6±10.1	3.6±7.5	0.001

（文献9より引用）

も，患者の呼吸仕事量がゼロに近づくことを目指します（フルサポート）．「なんとなくハイフローセラピー」ではなく，その強さと弱さを理解して使用することが重要です．

ハイフローセラピーに見切りをつけるためのROX index

ハイフローセラピーを開始後，継続でよいか侵襲的人工呼吸に切り替えるかは世界共通のビッグテーマであり，それを判別する予測指標が求められました．

ROX index＝ $SpO_2/F_IO_2/RR$（RR：分時呼吸数）

が2016年に提唱され，ハイフローセラピーを導入した肺炎による急性呼吸障害に対して多施設前向きコホート研究が行われました[10]．さらに，2019年に症例を集積し診断精度が高いことが示されました **表7**[11]．

ROX index≧4.88をハイフローセラピー成功の指標としたとき，2→6→12時間と経過するにつれて精度が上昇し12時間後でAUROC（area under the receiver operating characteristic curve：ROC曲線の下の面積）は最大でした．AUROCは0.9～1.0高精度，0.7～0.9中等度精度，0.5～0.7低精度とされるので，特に12時間後はかなりの精度があることとなります．

ハイフローセラピー成功の予測因子ROX index≧4.88を具体的にイメージしてみましょう **表8**．例えば，SpO_2 94% F_IO_2 0.6（酸素濃度60%）呼吸数32/分はかなりハードな状況ですが，ROX index 4.90で

表 7 肺炎による急性呼吸障害に対しての ROX index ハイフローセラピー成功と失敗の予測因子

ハイフローセラピー成功の予測因子　ROX index≧4.88		
HFT 経過時間	AUROC	ハザード比, 95%CI; P 値
2 時間	0.679	0.434, 0.264-0.715; P=0.001
6 時間	0.703	0.304, 0.182-0.509; P<0.001
12 時間	0.759	0.291, 0.161-0.524; P<0.001
ハイフローセラピー失敗の予測因子		
2 時間		ROX index<2.85
6 時間		ROX index<3.47
12 時間		ROX index<3.85

(文献 11 より引用)

表 8 ROX index≧4.88 となる指数の例

SpO_2 (%)	F_IO_2	RR (/分)	ROX index	SpO_2 (%)	F_IO_2	RR (/分)	ROX index
96	0.7	28	4.90	92	0.8	23	5.00
96	0.6	32	5.00	92	0.7	26	5.05
96	0.5	39	4.92	92	0.6	31	4.95
94	0.8	24	4.90	90	0.7	26	4.95
94	0.7	27	4.97	90	0.6	30	5.00
94	0.6	32	4.90	90	0.5	36	5.00

あるので,「ハイフローセラピー継続による成功の可能性が高い」こととなります. ハイフローセラピーの能力の高さが ROX index によっても示されたと言えます.

ハイフローセラピー失敗の予測因子 **表 7** はいただけません. 例えば, SpO_2 88% F_IO_2 0.7 (酸素濃度 70%) 呼吸数 32/分であれば ROX index 3.93 なので 2, 6, 12 時間のどれにおいても失敗の予測因子にあてはまりません.「失敗するだろう」と読者は思われないでしょうか？ 筆者はハイフローセラピー成功の予測因子 ROX index≧4.88 のみを重視し, ROX index<4.88 は失敗の予測因子と捉えるべきと考えています. 筆者周囲では ROX index 5 あたりを侵襲的人工呼吸への移行の目安とするという考えが多いです.

ROX index に関しての報告は他研究者からも続いており以下の報告などがあります．

- COVID-19 急性呼吸障害に対して ROX index を使用した 8 試験（すべて観察試験）のメタ解析[12]．ROX index 閾値（評価時間）は 2.7（6），3.67（12），4.88（0.5），4.94（2～6），5.31（4 以内），5.37（4 以内），5.55（6），5.99（12） と非常にばらつきがあったのですが，Quality In Prognosis Studies なる手法が使われて統合され，ROX index の AUROC は 0.81 でした．ROX index は COVID-19 急性呼吸障害へのハイフローセラピー失敗を予測する優れた識別能力があるとされました．
- 免疫障害患者の急性呼吸障害において，ROX index≧4.88 による挿管の予測 AUROC は 0.623 であり検出能力が低いでした[13]．
- 従来の酸素療法を用いた胸部外傷の挿管への指標として ROX index を検討[14]．ROX index≦12.85 が挿管の予測 AUROC 0.88 とよい指標でした．
- 流量 30L/分（20 分）⇒60L/分（20 分）と変化させたときの ROX index の変化を検証[15]．ROX index の改善がみられた群は，ROX index の改善がみられなかった群に比して元の ROX index が低かったです．流量アップによる ROX index の改善は，予後不良の予測因子となる可能性がある とされました．輸液反応性試験のように 20 分間の流量アップによる効果を ROX index によって評価することで，簡易に重篤な患者をあぶり出せるのでは？ という考えです．

ROX index 計算のためのスマホ無料アプリ

ROX index は大ブレイクし，スマホアプリまで登場しました．本書執筆時点で利用できるアプリを 3 つ紹介します．いずれも Android，iPhone（iOS）の両方に対応します．アプリにおいては英語表示であり筆者が日本語訳しています．

- **ROX Index Calculator（Health Line）**

ハイフローセラピー経過時間項目はなく，ROX index≧4.88 において「挿管に進展するリスクは低い」，ROX index 3.85～4.88 において「患者は 2 時間以内に再評価され index を再計算すべきである」，ROX index<3.85 において「ハイフローセラピー失敗のリスクが高い．挿管が

考慮されるべき」と表示されます．

●F&P ROX Calculator（Fisher & Paykel）

やはりROX index 3項目入力のみで計算結果が表示されます．ROX index表示値の下に「この数字を患者のあてはまる閾値と比較してください」とあり，Read more表示をクリックするとPubMedの文献11に飛びます．先のアプリのほうが親切かもしれません．

●F&P ROX Vector（Fisher & Paykel）

ハイフローセラピー開始後時間とROX index 3項目を入力します．複数時点のデータを入力することによりROX indexの経時的な変化を示すグラフを簡単に得ることができます．

ハイフローセラピーからの離脱

ハイフローセラピーによってSaO_2やPaO_2の改善がみられたとき，高値のまま酸素濃度を維持するのはダメです．高濃度酸素による酸素毒性（肺組織傷害や吸収性無気肺）を防ぐために，まず酸素濃度を下げます．ハイフローセラピーの主効果を生んでいるのは流量であり，酸素濃度を相当低下させた後，流量変更は呼吸状態の改善に応じて行います．ハイフローセラピーのレビュー[16]においても，まず酸素濃度<40%とし，次に流量を5 L/分ずつ下げるとされました．このレビューにおいては，流量<15 L/分となったら，通常の酸素療法に変更する　とされました．筆者は，多くのケースにおいて，流量<15 L/分の手前，流量30 L/分程度で呼吸状態が落ち着いていれば，ハイフローセラピーから離脱可能と考え実践しています．

【参考文献】

1）Mauri T, Alban L, Turrini C, et al. Optimum support by high-flow nasal cannula in acute hypoxemic respiratory failure: effects of increasing flow rates. Intensive Care Med. 2017; 43: 1453-63.

2）Chikata Y, Onodera M, Oto J, et al. F_IO_2 in an adult model simulating high-flow nasal cannula therapy. Respir Care. 2017; 62: 193-8.

3）Wagstaff TA, Soni N. Performance of six types of oxygen delivery devices at varying respiratory rates. Anaesthesia. 2007; 62: 492-503.

4）Sztrymf B, Messika J, Bertrand F, et al. Beneficial effects of humidified high flow nasal oxygen in critical care patients: a prospective pilot

study. Intensive Care Med. 2011; 37: 1780-6.
5) Bräunlich J, Mauersberger F, Wirtz H. Effectiveness of nasal highflow in hypercapnic COPD patients is flow and leakage dependent. BMC Pulm Med. 2018; 18: 14.
6) Tan D, Walline JH, Ling B, et al. High-flow nasal cannula oxygen therapy versus non-invasive ventilation for chronic obstructive pulmonary disease patients after extubation: a multicenter, randomized controlled trial. Crit Care. 2020; 24: 489.
7) Bräunlich J, Köppe-Bauernfeind N, Petroff D, et al. Nasal high-flow compared to non-invasive ventilation in treatment of acute acidotic hypercapnic exacerbation of chronic obstructive pulmonary disease-protocol for a randomized controlled noninferiority trial (ELVIS). Trials. 2022; 23: 28.
8) 今戸美奈子, 北 英夫, 鳳山絢乃, 他. ハイフローセラピーの装着感及びスキントラブルの実態. 日本呼吸ケア・リハビリテーション学会誌. 2018; 27: 163-7.
9) Kang BJ, Koh Y, Lim CM, et al. Failure of high-flow nasal cannula therapy may delay intubation and increase mortality. Intensive Care Med. 2015; 41: 623-32.
10) Roca O, Messika J, Caralt B, et al. Predicting success of high-flow nasal cannula in pneumonia patients with hypoxemic respiratory failure: the utility of the ROX index. J Crit Care. 2016; 35: 200-5.
11) Roca O, Caralt B, Messika J, et al. An index combining respiratory rate and oxygenation to predict outcome of nasal high-flow therapy. Am J Respir Crit Care Med. 2019; 199: 1368-76.
12) Prakash J, Bhattacharya PK, Yadav AK, et al. ROX index as a good predictor of high flow nasal cannula failure in COVID-19 patients with acute hypoxemic respiratory failure: a systematic review and meta-analysis. J Crit Care. 2021; 66: 102-8.
13) Lemiale V, Dumas G, Demoule A, et al. Performance of the ROX index to predict intubation in immunocompromised patients receiving high-flow nasal cannula for acute respiratory failure. Ann Intensive Care. 2021; 11: 17.
14) Cornillon A, Balbo J, Coffinet J, et al. The ROX index as a predictor of standard oxygen therapy outcomes in thoracic trauma. Scand J Trauma Resusc Emerg Med. 2021; 29: 81.
15) Mauri T, Alban L, Turrini C, et al. Optimum support by high-flow nasal cannula in acute hypoxemic respiratory failure: effects of increasing flow rates. Intensive Care Med. 2017; 43: 1453-63.
16) Ischaki E, Pantazopoulos I, Zakynthinos S. Nasal high flow therapy: a novel treatment rather than a more expensive oxygen device. Eur Respir Rev. 2017; 26: 170028.

機械式ブレンダーのすごさと限界を知る

従来難しいとされてきた鼻カニューラからの大量エアの投与に，人工呼吸器用ハイスペック加温加湿器を併用したところがハイフローセラピー開発におけるコロンブスの卵でした．もう一つのポイントは，上限流量が60L/分に達する機械式空気-酸素ブレンダー（以後機械式ブレンダー）が開発されたことです．非常に精緻な機械工学の結晶と言える製品であり，機械式ブレンダーの進化が成人用ハイフローセラピーというブレイクスルーにつながりました．2011年，日本においてハイフローセラピーが登場しましたが，その時点のブレンダーは機械式のみでした．

酸素療法オタク K 医師の日常
医療ガス圧力監視盤の前で立ち止まり独り言
「今日も酸素配管圧が空気配管圧を上回っているな 図1．よしよし」

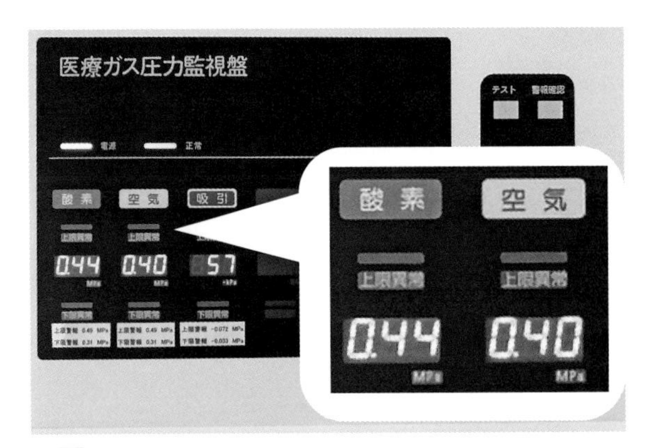

図1 医療ガス圧力監視盤
酸素圧>空気圧であることに注目．0.1MPa（メガパスカル）=1 気圧

壁配管アウトレットには酸素・治療用空気が並びます．酸素のみで治療用空気がない病室・エリアもあります．手術室などにおいては，亜酸化窒素，二酸化炭素なども壁配管アウトレットに配置されます．それら医療用ガスの標準送気圧力はJIS規格で定められており400±40kPa（0.4±0.04MPa）です．400kPa＝3.94769気圧なので，以後4気圧として扱います．

さらに，「酸素ガスにあっては，他のガスより送気圧力が30kPa程度高くなっていること」「治療用空気は酸素と亜酸化窒素及び二酸化炭素との中間の送気圧力とすることが望ましい」（医療ガス設備の保守点検指針）というルールがあります[1)]．

なぜ，酸素圧＞空気圧ルールがあるのでしょうか？

酸素パイプと空気パイプをもつ人工呼吸器・ハイフローセラピー機器・麻酔器などは酸素と空気を混合するブレンダーを必ずもちます．ブレンダーが故障したとき優先的に流れるべきガスは？　当然，酸素です．例えば，酸素濃度70％で人工呼吸管理をしている状況においてブレンダーが故障し空気が優先的に流れたら患者の生命危機につながります．酸素100％となったほうが好ましいです．ブレンダーが故障したとき，酸素が優先的に流れるための酸素圧＞空気圧ルールです．「治療用空気は酸素と亜酸化窒素及び二酸化炭素との中間の送気圧力とすることが望ましい」ルールもその観点から考えると納得できますよね．

多くの医療者は医療ガス圧力監視盤の存在自体に気がついていません．みなさんの病院で医療ガス圧力監視盤を探してください．各フロアに必ずあります．

減圧とは 図2 図3

壁配管圧は4気圧です．我々は当然1気圧の空気を吸っています．1気圧＝1,033cmH_2Oです．

肺保護換気の要諦ルールに，肺胞にかかる圧≦30cmH_2Oがあります．1気圧よりはるかに低いレベルで我々は人工呼吸をしていると言えます．

当然，4気圧の供給圧では危険であり1気圧に減圧する作業が必要です．酸素ボンベであれば150～200気圧といった高圧でありバネを使った減圧弁を必要としますが，4気圧⇒1気圧はそれほど難しくないです．「高圧酸素を開放空間に放出すれば大気圧」ルールがあります．開放空間

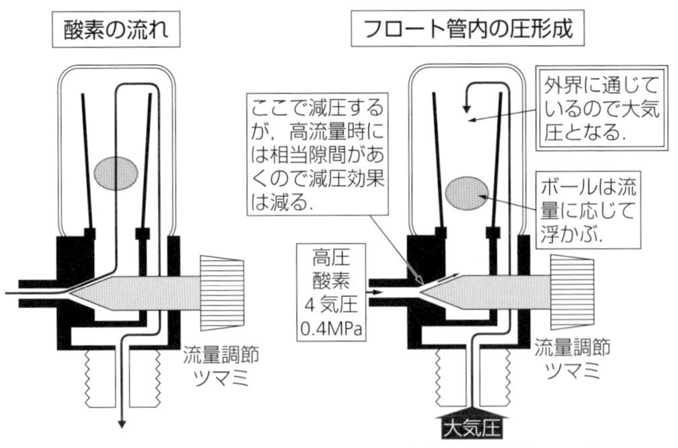

図2 大気圧式フロート式流量計内の圧形成のイメージ
つまみ先端以後は大気圧

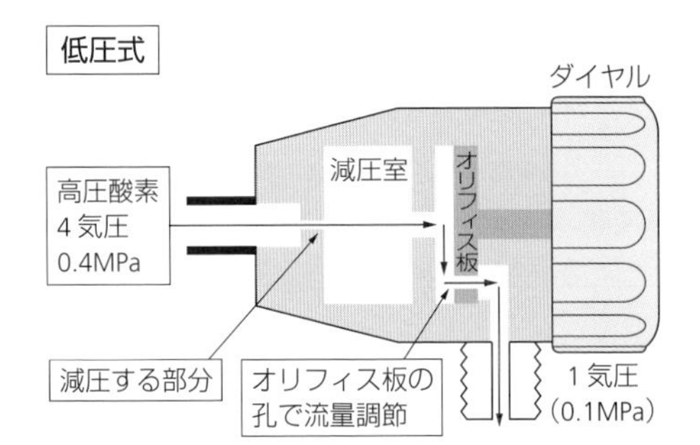

図3 低圧式（大気圧式）ダイアル式流量計内の圧形成のイメージ
減圧室で減圧される

とは言わないまでも減圧室とよばれるやや広い空間に通じれば減圧されます.

機械式ブレンダー 図4

成人用ハイフローセラピーが導入されたころは，ブレンダーは機械式に限定されました．

先人の知恵がつまった非常にコンパクトな超精密機械です．

壁配管アウトレットの酸素濃度は100%，空気の濃度は21%であるので，計算式を作り単純に目標の酸素濃度にあわせた比率で混ぜあわせれば簡単に混合エアができそうに思えます．

しかし先に述べたように，酸素圧>空気圧であり圧差も一定ではないのでそれほど単純ではありません．

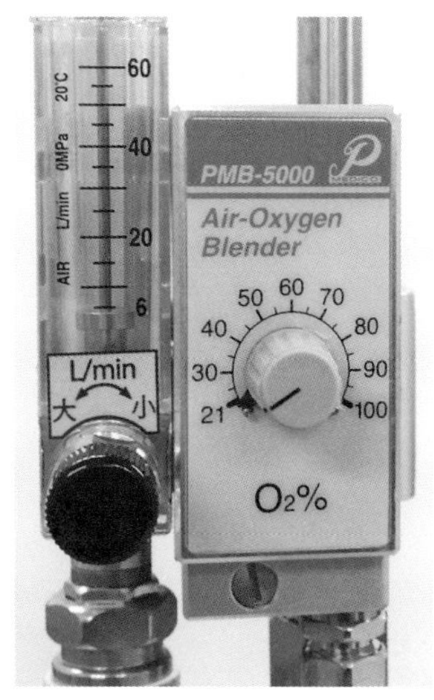

図4 機械式ブレンダー

機械式ブレンダーは，空気と酸素がメンブレン（膜）を挟む等圧室（2室）をもち，メンブレンが移動することにより酸素側と空気側が等圧になります 図5．小さな部屋であるので精度向上のため2室あります．またこの2室は減圧室も兼ねています．酸素と空気が等圧になった後，ダイアルによって調整された比率で混合し設定酸素濃度の混合エアを作ります．

機械式ブレンダーを使用したハイフローセラピー患者の病棟間移動が決定．
担当医「酸素ボンベはあるけれど，空気ボンベはないな．まあ，いいか．酸素ボンベだけつないで移動すればいいか．」
移動の直前，空気配管を外すとすぐにピーというけたたましい笛のような音が鳴った．あまりにうるさいため移動の間のハイフローセラピー使用を断念した．

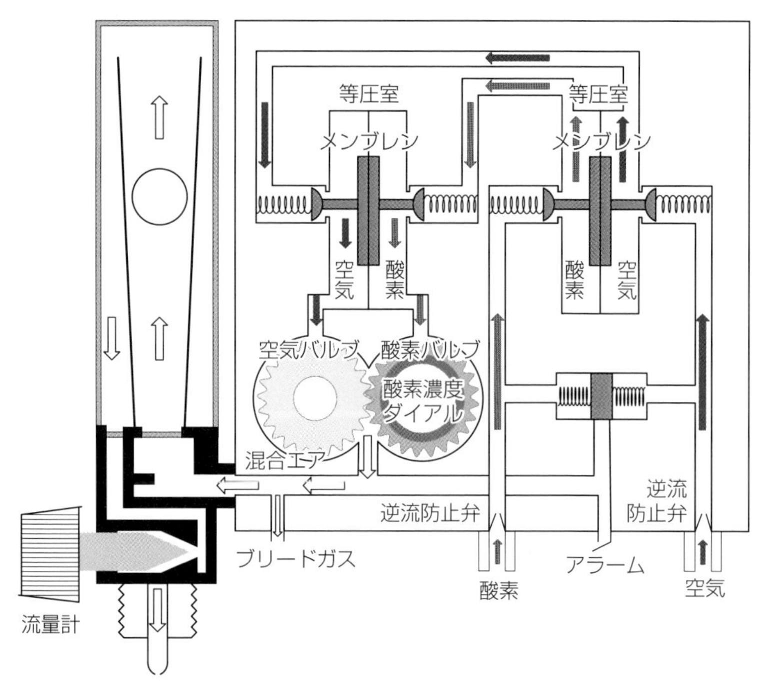

図5 機械式ブレンダーの構造
等圧室の中央はメンブレンで区切られる.
(文献2など各社の公開ブレンダー構造図を参考とし最大公約数的な構造とした)

酸素供給圧 or 空気供給圧低下を警告するための仕組み

機械式ブレンダーは，なんらかの原因で酸素または空気の供給が途絶えた状況を警告するための仕組みをもちます．

例えば空気配管を外したとします 図6．1つ目の等圧室 図6右 のメンブレンが極端にかたよるので酸素も流れなくなります．その代わりにレスキューのための弁（alarm bypass valve）が作動し，酸素はレスキュー回路を通じて患者に届きます．またレスキュー回路にはまさに笛がしこんであり，けたたましく鳴ります．

よって，音を気にしないのであれば，酸素配管あるいは空気配管接続のみでも作動することは覚えておいてよいでしょう．酸素圧と空気圧が等しく下がるとアラームは鳴りません．

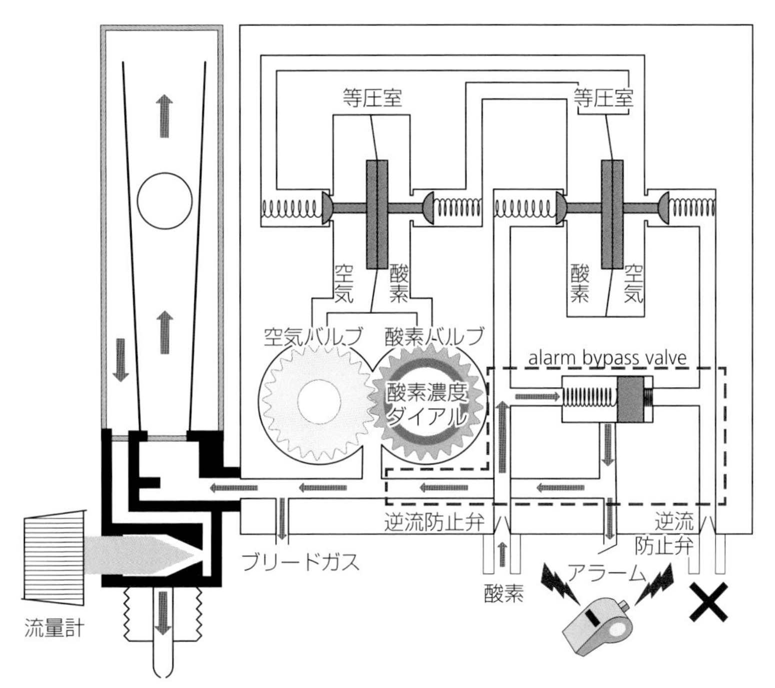

図6 酸素供給 or 空気供給圧低下を警告するための仕組み
赤破線枠内がレスキュー回路.

ブリードガス（bleed gas）図5

出血ガスとは穏やかではない言葉です.

4気圧・60L/分もの酸素・空気が，機械式ブレンダー内部の非常に狭いスペースに流れ込み回路途中でブレンドされます．患者側に通じる出口の抵抗も状況によって変わります．精密機械回路に非常にストレスがかかります．部分的に回路内の圧力が上昇しないように（回路内の圧が安定化するように），わざと回路に逃げ道（ブリード孔）を作り混合エアを放出します．精度維持のための放出ガスは常に流れておりブリードガスとよばれます．先の大気圧と通じることにより減圧することと同じコンセプトです.

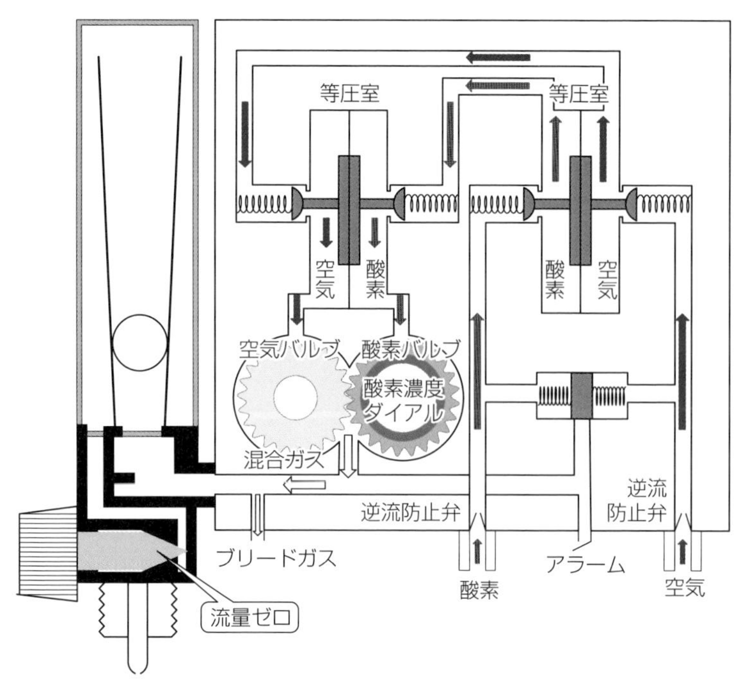

図7 流量をゼロとしてもブリードガスは流れる

機械式ブレンダーを使用しないときは壁配管アウトレットから外す

流量をゼロとして壁配管アウトレットに接続されたままの状況を考えてみましょう **図7**.

たとえ流量はゼロであっても，筆者施設ブレンダー **図4** であれば3.5L/分程度のブリードガスが常に流れます．本製品はブリードガス放出孔を背面の固定具の間に「隠し」，さらにフェルトを通ってブリードガスが出るようになっており，ブリードガス音はしません．海外製品にはブリードガスが10L/分を超える製品があり，ブリードガス放出部分に耳を当てると常時音がします．

1年間，壁配管アウトレットに機械式ブレンダーを装着したまま不使用（流量ゼロ）時のコストを計算してみましょう **表1**．離島以外の大病院（定置式液化酸素貯槽）を想定します．

表 1　酸素の価格（円/L）

	離島等以外	離島等
定置式液化酸素貯槽	0.19	0.29
可搬式液化酸素容器	0.32	0.47
大型ボンベ	0.42	0.63
小型ボンベ	2.36	3.15

実際には，定置式液化酸素貯槽（離島等以外）であれば，購入価格×1.3 で計算し 0.19 円/L を下回る場合は，計算した結果が請求金額となる．購入価格 0.1 円/L であれば，酸素の請求額は 0.13 円/L となる．
（平成 2 年厚生省告示第 41 号より引用）

3.5L/分×60 分×24 時間×365 日×0.19 円＝349,524 円/年

ナント，壁につないでおくだけで 35 万円近くの酸素を垂れ流すことになります !!　まさに出血ガスです．これを防ぐためには，使用しないとき機械式ブレンダーを壁配管アウトレットから離すか，ブレンダーの酸素濃度を 21％にしなければなりません．

ブリードオフ機構付機械式ブレンダー

機械式ブレンダーにおいて，回路内圧を安定化するためにブリードガス孔は必須とされてきました．しかし，患者にエアが流れているのであれば，そこが言わば「外気に通じた孔」となるので機械的な精度向上とあいまってブリードガス孔は必ずしも必要ではないと考えられるようになり，ストップバルブ機構というブリードガスをオフとするボタンをもつ機種が出てきました．ブリードガスを節約するための機能です．

また，新生児に対して 3L/分以下といった設定であれば，回路への圧ストレスが少なくブリードガス孔は不要という考えから，低流量において自動ブリードオフ機構がついた低流量機械式ブレンダーが登場しました．

ある施設において，流量ゼロで壁配管アウトレットに接続したブリードオフ機構付ブレンダー周囲の，壁配管を通じた距離が近い人工呼吸器の酸素濃度上限アラームが作動することが相次ぎました[3)]．配管を通じた距離がブレンダーに近いほど空気配管内の酸素濃度が上昇し，「ブリードオフ

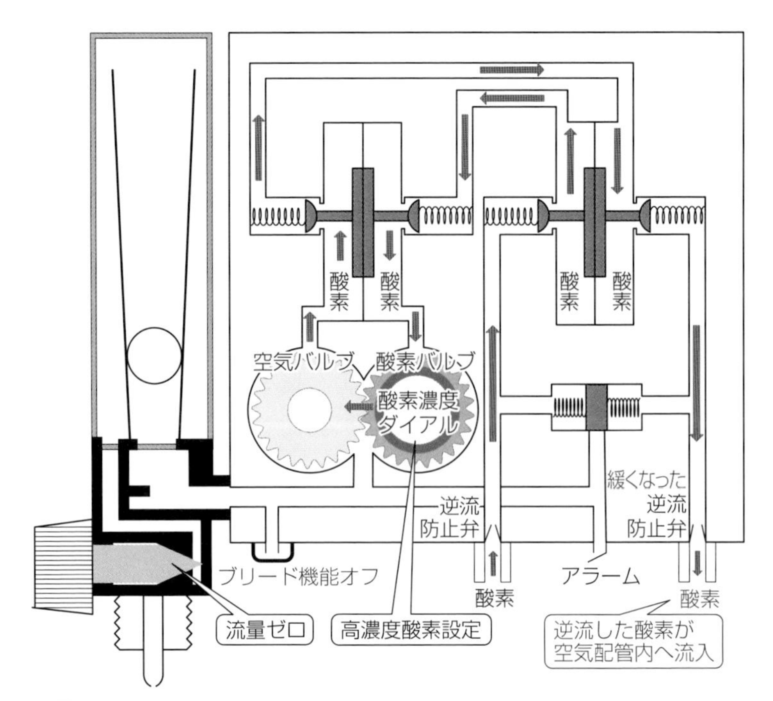

図8 ブリードオフ機構付機械式ブレンダーでみられた逆流現象
(文献3を参考に逆流ルートは筆者が推理)

機構付ブレンダーを壁配管アウトレットに接続」「流量ゼロ」「ブレンダー酸素濃度は高めの設定」「保管して半日から1日経過」といった条件で起こりました．接続後時間経過によりブレンダー内の空気配管側の逆流防止弁が緩くなり，空気に比べて供給圧が高い酸素が，空気側の回路を逆流し，空気配管内に流入したと考えられました 図8．そしてその酸素が混入した空気を，酸素濃度21％の空気として供給を受けた周囲の人工呼吸器が「あれー，おかしいな．設定された酸素濃度と酸素センサーの数字があわない!!」とアラームを鳴らしたことで判明したわけです．

その後，NICUで用いられるブリードオフ機構付ブレンダー内蔵新生児用開放型保育器においても周囲の空気配管内酸素濃度が上がる同様の現象が報告されました[4, 5]．米国の製造元から「対応方法がない」と返答されました[5]．ブレンダーを使用しないときはブリード機能をオフにしないよう注意喚起がなされました．

本 chapter 冒頭で，医療ガス供給における酸素圧>空気圧ルールを解説しましたが，それがこのような現象を生むのですね．中央配管に影響を及ぼすという意味において，かなりシリアスなトラブルです．

ブリードオフ機構は，壁配管アウトレットにつないだ状態で放置してはならないことを押さえましょう．不使用時，ブリードガスの節約だけでなく空気配管への酸素流入を防ぐためにも，壁配管アウトレットから機械式ブレンダーを外すべきなのです．

機械式ブレンダーの限界

ハイフローセラピー専用機が登場し，COVID-19 禍において爆発的な販売台数となりました．一方で，機械式ブレンダーを用いたハイフローセラピーは比較的ランニングコストが安くこれからもハイフローセラピーにおいて使用が続く可能性が高いです．

圧が異なる高圧酸素と高圧空気を混ぜて 60L/分もの任意の酸素濃度の混合エアを機械だけで作ることができるのはすごい技術です．先人の努力によって開発された機械式ブレンダーです．高度な技術が必要であり日本製高流量製品はサンユーテクノロジーからのみ OEM 供給されています．2016 年，酸素濃度 60％で流量 90L/分，酸素濃度 100％で流量 80L/分もの機械式ブレンダー（OA2080，イワキ）が発売されましたが，やはり同社製品です．ただし，現在発売されている加温加湿器は 90L/分において十分加湿できません．そのような高流量で使用したいなら，加温加湿器を 2 台連結するといった工夫が必要です．

機械式として限界を追究したものであり，酸素濃度の誤差は次 chapter で紹介する酸素濃度センサーをもつ機種より大きくなるようです．極細径プロングは抵抗が強すぎ，やはり誤差が大きくなり使用することはできません．

プロング先端が壁に当たり先端圧が上昇すると，流量が低下あるいは患者の組織損傷につながる可能性があります．機械式ブレンダーはそれへのアラーム機構・停止機構をもちません．酸素療法においてそのようなアラームの発想はなく，機械式ブレンダーもその延長にあり無理からぬ面があります．

【参考文献】

1）厚生労働省医政局長.「医療ガスの安全管理について」の一部改正について. 医政発 1216 第 1 号, 令和 3 年 12 月 16 日.
http://www.hospital.or.jp/pdf/15_20211216_01.pdf（最終閲覧 2022 年 7 月 7 日）
2）IMI. 空気・酸素混合装置 3800 マイクロブレンダ添付文書. 2019 年 6 月（第 8 版）
https://www.info.pmda.go.jp/downfiles/md/PDF/100001/100001_11B1X00001000027_A_01_08.pdf（最終閲覧 2022 年 7 月 7 日）
3）吉岡 淳, 中根正樹, 川前金幸. 空気-酸素ブレンダーに起因する空気配管への酸素混入トラブル. 人工呼吸. 2012; 29: 256-60.
http://square.umin.ac.jp/jrcm/pdf/29-2/kikanshi29_2_pdf02.pdf（最終閲覧 2022 年 7 月 7 日）
4）アトムメディカル, 日本新生児生育医学会医療器材の安全管理委員会.【重要】アトムメディカル酸素ブレンダによるガス配管内の逆流現象に対する注意点. 2016 年 8 月 17 日.
http://jsnhd.or.jp/pdf/info20160817atomedblender.pdf（最終閲覧 2022 年 7 月 7 日）
5）アトムメディカル. 蘇生装置Ⅰ/Ⅱ/Ⅲ/Ⅳ（インファウォーマｉ用）流量計付ブレンダ OX-370, 流量計付ブレンダ OX-370HF をご使用のお客様へ 製品ご使用上の注意に関するお知らせ. 2017 年 3 月.
https://www.atomed.co.jp/news/63_blender_1703.pdf（最終閲覧 2022 年 7 月 7 日）

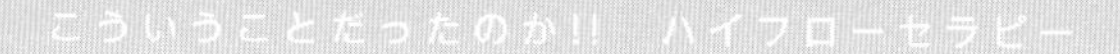

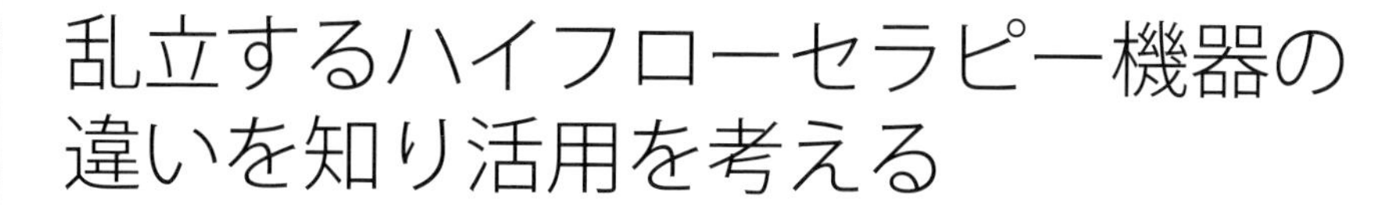

乱立するハイフローセラピー機器の違いを知り活用を考える

2011年，機械式ブレンダーを用いたハイフローセラピーが日本に登場しました．その後，さまざまな仕組みのハイフローセラピーが登場しました．筆者施設において，機械式ブレンダー・ハイフローセラピー専用機・人工呼吸器・NPPV用人工呼吸器…など多種類が今日もハイフローセラピーのお仕事に励んでいます．多くの読者の施設も同じ状況ではないでしょうか．

人工呼吸器は100L/分をはるかに超える患者の吸気流速に追従でき，酸素濃度も任意に設定できます．ハイフローセラピー機器としての能力は十分です．ただし，人工呼吸器は，分時低換気量アラームなど患者を低換気から守る救命的アラームの搭載が義務づけられています．それらのアラームは2分程度休止できるものの絶対にオフできません．よって，ハイフローセラピーモードを搭載してはじめてそれとして使用できます．近年発売される大半の人工呼吸器はハイフローセラピーモードをもちます．

通常の人工呼吸はY字回路を用いたダブルブランチと呼ばれる回路構成です．ハイフローセラピーモードを使うとき，シングルブランチに改造する人工呼吸器と，ダブルブランチのまま使用する人工呼吸器があります．

筆者は，余力が少ない呼吸障害患者の人工呼吸離脱後，ハイフローセラピーに移行することが多いです．その場合，人工呼吸器にハイフローセラピーモードがあればそのままスムーズに移行でき，加温加湿器もそのまま使用できるので好みます．従来であれば，「抜管にはまだ早いかな～」といったケースにおいて，ハイフローセラピーを準備することにより抜管にチャレンジできることが増えました．

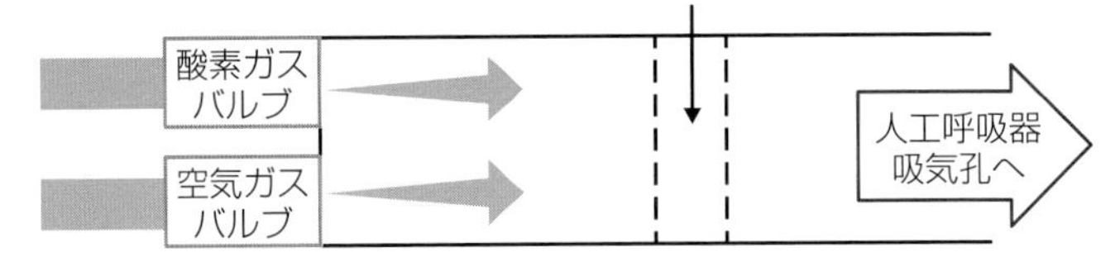

図1 ハイスペック人工呼吸器の酸素と空気のブレンド

ハイスペック人工呼吸器・ハイフローセラピーモード

ICUなどで使用されるハイスペック人工呼吸器のハイスペックとは，「自発呼吸にうまくあわせる能力が高い」と言って過言ではないです．酸素と空気のブレンド機構と呼気弁の双方が高性能です．酸素パイプと空気パイプをもつ近年販売された人工呼吸器であれば，ハイスペックと捉えてよいです．

酸素と空気のブレンドは電子的に行われます．電磁式量調節バルブという高性能バルブを使用しており1,000段階以上の細かいレベルで流量調整ができます **図1**．

各社機種によって最高流量がかなり異なります．高圧アラーム設定も異なります **表1**．

● EVITA® Infinity V300・V500・V800（ドレーゲル）

回路内圧をモニタリングし，30cmH_2Oに達したとき，アラームが作動し，フローを5秒間停止，フロー再開を繰り返します．アラームが鳴るものの長時間フローが停止する可能性があります．

● Puritan Bennett® 980（メドトロニック）

ハイフローセラピーモードにおいて高圧アラームをもちません．

● SERVO-U（フクダ電子）

成人・小児・新生児においてそれぞれ別の圧で上限が設定されており，その流量で作動が継続されます．本機は小児・新生児用にダブルブランチ回路を利用したnasal CPAPモード（オプション）ももちます．

「ハイフローセラピーモードで高圧なんて関係ない」と思われるかもし

表 1　ハイスペック人工呼吸器・ハイフローセラピーモード

機種名	流量	高圧アラーム・その他
EVITA® Infinity V300・V500・V800（ドレーゲル）	2~50L/分	プロング先端圧≧30cmH₂O でフローを 5 秒停止・再開を繰り返す 発売開始時点からハイフローセラピーモード標準搭載
Puritan Bennett® 980（メドトロニック）	成人モード 1~80L/分 小児モード 1~50L/分	高圧アラームなし，ハイフローセラピーモードはオプション・非搭載機は有料でアップデート可能
SERVO-U（フクダ電子）	成人モード 5~60L/分 小児モード 0.5~30L/分 新生児モード 0.5~20L/分	成人モード 60cmH₂O，小児モード 50cmH₂O，新生児モード 40cmH₂O でアラームが作動し瞬間的にフローが停止するが，その後上限圧の流量で作動．ハイフローセラピーモードはオプション・非搭載機は有料でアップデート可能

れません．ハイフローセラピーモード時，先端圧上昇アラームの作動はかなりよくみかけます．大事に至ると感じたことはありません．

一般的な人工呼吸器・ハイフローセラピーモード

ロースペック人工呼吸器という表現は否定的なので，一般的な人工呼吸器と称します．ハイスペック人工呼吸器との区別は簡単です．空気配管をもたず酸素のみで駆動するので，背部に緑色の酸素パイプしかもたなければ一般的な人工呼吸器です 図2．

実際には，ミディアムクラスとよばれるハイスペック人工呼吸器に迫る性能をもつものから，非常に簡易な構造まで多岐にわたります．

室内空気を大きく取り込み高流量を作り出すタービン（NPPV 用人工呼吸器

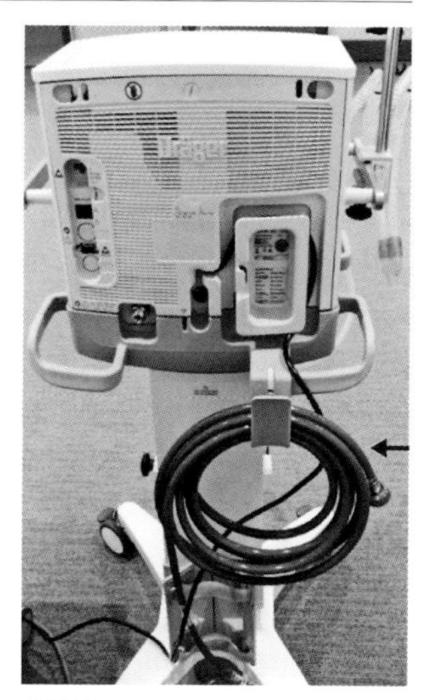

図2
背面に緑色の酸素パイプ（矢印）しかもたなければ一般的な人工呼吸器．写真は Savina® 300（ドレーゲル）．

やハイフローセラピー専用機においてはブローワーと呼称することが多い）を内部にもちます 図3．莫大な流量を流すことが得意であり，実際，上限流量は100L/分といった機種（例：Savina® 300，ドレーゲル）があります 図4．ただしこういった高流量設定が可能な機器であっても壁配管の酸素4気圧による供給流量は80L/分程度であるため，高濃度酸素設定時の流量上限は80L/分程度であることが一般的です．

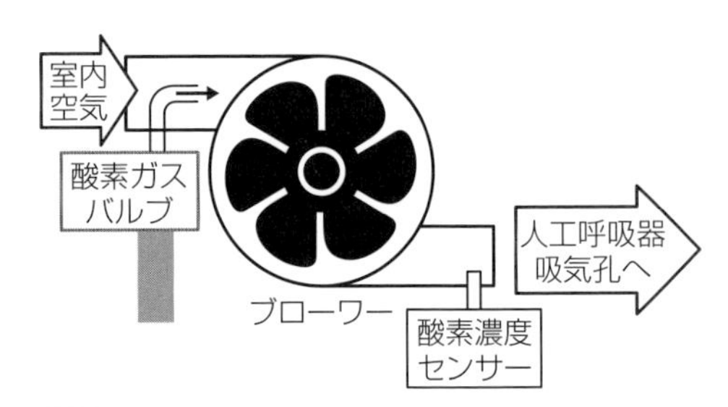

図3 一般的な人工呼吸器の酸素と空気のブレンド

AIRVO2（後述）においては酸素ガスバルブではなく単純な酸素流量計を用いる．

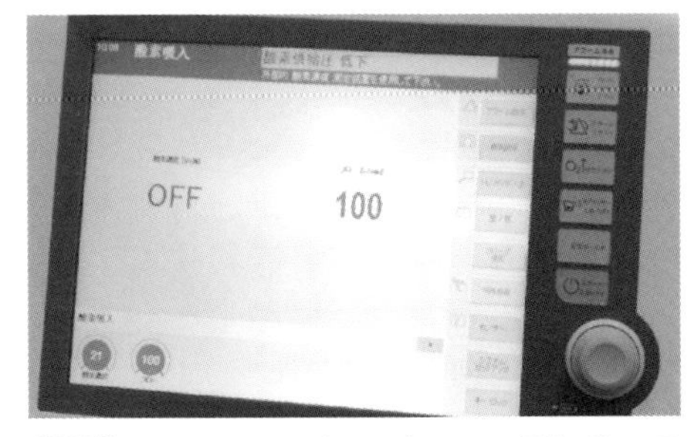

図4 ハイフローセラピーモードにおいて100L/分が上限の人工呼吸器Savina300（ドレーゲル）

酸素配管をつないでいないので酸素の濃度はオフ表示となっている．

100L/分といった高流量の設定ができることと，その設定をしてよいかは別問題です．

- 高濃度・高流量酸素が必要なのであれば，侵襲的な（挿管を伴った）人工呼吸に踏み切るべきである（➡ p.37）．
- 室内空気は医療ガスの空気より加湿されているものの加温加湿器による加湿能力が追いつかなくなる可能性がある[1]．あえて60 L/分を上回る流量で使用したいのなら，加温加湿器を2台連結するといった対応が必要です．

先のSavina300はハイフローセラピーモードにおいて高圧アラームをもちません．携帯性にすぐれるHAMILTON-T1（日本光電）は上限流量が80L/分であり，回路内圧が50cmH_2O以上でアラームが鳴り停止，9秒後に再開という動きをします．このように，各社各機種，流量やアラーム設定はバラバラといった状況です．

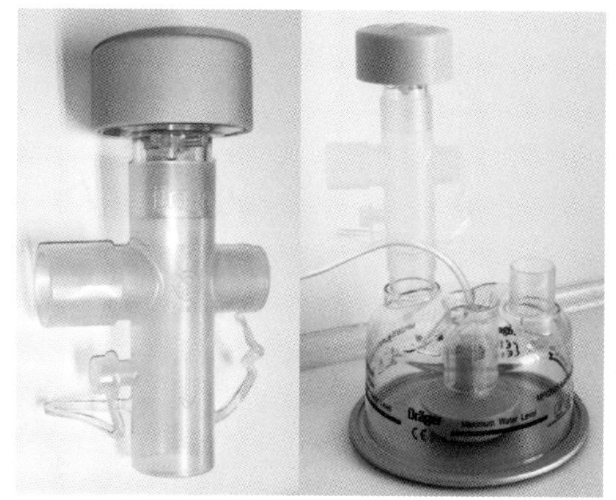

図5 HI-Flow Star バルブキット（ドレーゲル）
メーカー希望小売価格 1,500円（税抜）.

圧をリリースする安全バルブ 図5

加温加湿器チャンバーに接続しハイフローセラピー回路内圧 26cmH_2O以上であるときオーバーした圧を逃がす安全バルブがあります（HI-Flow Starバルブキット，ドレーゲル）．これを用いれば，26cmH_2Oまでのエアが流れることになります．他社の回路にも使用できます．

空気・酸素配管を必要とする一体型ハイフローセラピー専用機

ハイフローセラピーを最初に実用化したVapotherm製プレシジョンフロープラス（日本メディカルネクスト，以後プレシジョンフロー）があります 図6．大きな特徴が3つあります．

① ハイスペック人工呼吸器と同じ酸素と空気のブレンドの仕組み 図1 をハイフローセラピー専用機に採用し精度管理することにより極細径プロングを採用 図7

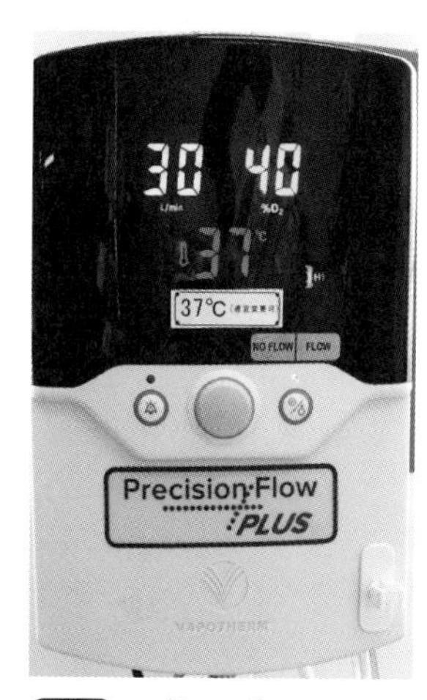

図6 プレシジョンフロープラス
設定数値の視認性が非常によい．COVID-19感染症患者の個室外からの観察においても有用であった．

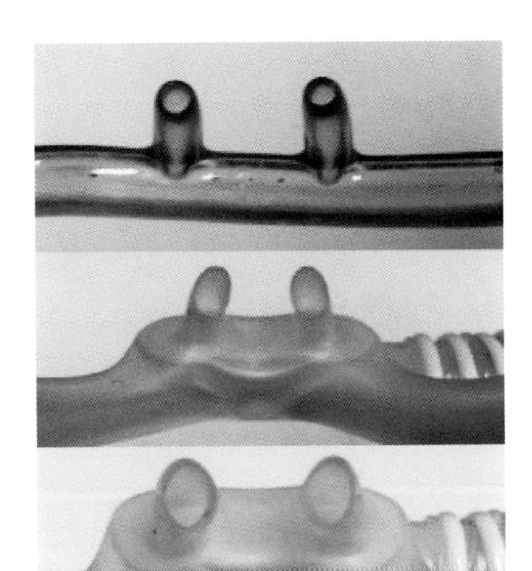

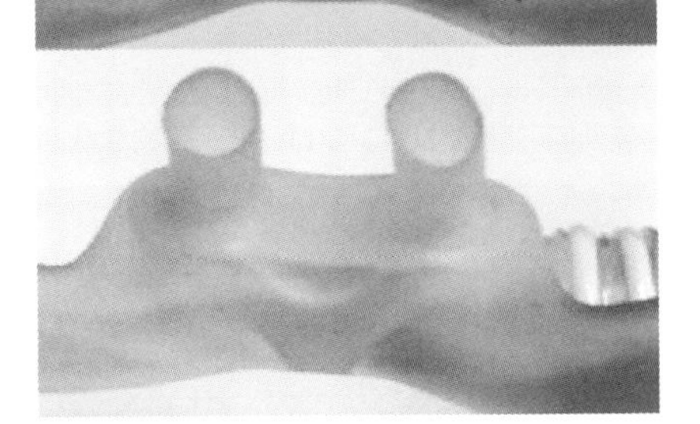

図7 プレシジョンフローのプロングとFisher & Paykel のプロング

実物大.
最上段：プレシジョンフロー成人用.
2・3・4 段：Optiflow®＋サイズ S・M・L.
Optiflow®＋サイズ L は日本人には大きすぎると筆者は思う…．また，鼻孔挿入部分の厚さが薄いため変形・閉塞しやすいと感じる.

名前（precision flow：正確な流れ）に意気込みがうかがえます．他社に比べてプロングの孔が小さいです．他社は成人用プロングであればS・M・Lといった具合にプロング径にバリエーションがあります．プレシジョンフローにおいては，成人用であればプロング径は 1 種類です．

プロングの細孔を通じて混合エアを流すことにより「4倍近く速いガスの流速を生み出します（販売資料）」とされます **図8**．実際，本製品流速 20L/分と他社の 40L/分が同程度の酸素化能があると感じます．本製品の流量は成人用回路 5～40L 分・小児用回路 1～8L 分です．

ハイフローセラピーの効果の要諦は解剖学的死腔（鼻腔）の洗い流し効果ですが，プレシジョンフローにおいてはすごい流速により鼻腔内はおろか口腔内のエアまで吹き飛ばすことで解剖学的死腔（鼻腔）の洗い流し効果（➡ p.4）をアップしていると思われます．実際流体力学モデルで示されています．解剖学的死腔（鼻腔）の洗い流し効果の説明において，1 回肺胞換気量が 350mL ⇒ 400mL とされていますが（➡ p.6），さらに 400mL＋α となると考えられます．解剖学的死腔（鼻腔＋咽頭＋口腔）の洗い流しと表現してもよいかもしれません．呼吸仕事量の相当な軽減につながる可能性があります．

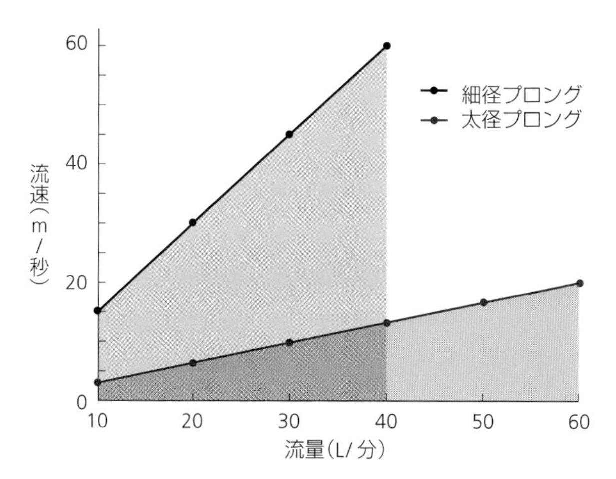

図8 径による流速の違い
シミュレーションによるグラフ.
（Vapotherm 社提供データ）

表2 プレシジョンフローと一般的なハイフローセラピーの咽頭平均圧の比較

流量（L/分）	開口		閉口	
	プレシジョンフロー	HFT	プレシジョンフロー	HFT
20	0.61±0.62	0.31±0.56	1.69±1.02	1.09±0.60
30	1.09±0.91	0.58±0.65	3.55±1.94	2.27±1.10
40	1.37±0.98	1.22±0.83	5.65±2.87	3.51±1.43

HFT：ハイフローセラピー．ハイフローセラピー群は EVITA® V500 に成人用プロング［旧パシフィックメディコ（現アイ・エム・アイ）サイズ 3］を使用．咽頭平均圧は PEEP 様呼気圧（➡ p.7）とは異なる．圧の単位 cmH_2O．開口は両群に統計的有意差はなく，閉口はすべての流量において統計的有意差があった．
（文献 2 より引用）

また，「4 倍近い流速」であれば，高 PEEP 様呼気圧が得られます．プレシジョンフローと人工呼吸器＋プロングサイズ M の組みあわせによる一般的なハイフローセラピーを比較した試験[2]において，例えば流量 40L/分であれば，咽頭で測定した平均圧はプレシジョンフロー 5.65±2.87cmH_2O vs 一般的なハイフローセラピー 3.51±1.43cmH_2O　と有意にプレシジョンフローが高かったです **表2**．また，典型的な気道波形として示されたグラフがあり[2]，プレシジョンフローは 4~9cmH_2O で変動したのに対して，一般的なハイフローセラピーにおいては $0.5\sim6cmH_2O$ で変動しました．それぞれのPEEP様呼気圧（➡ p.7）は $9cmH_2O$ vs $6cmH_2O$ であることになります．$9cmH_2O$ はすごいですよね．ただし，開口すると寂しい値です 表2．筆者は，口を真一文字（まいちもんじ）に閉じた重症患者をみたことがありません．やはり，最大効果は解剖学的死腔の洗い流しと考えるべきでしょう．

② 加温加湿にECMOや血液浄化と同じ仕組みを用いた

血液浄化（血液透析など）においてヘモフィルターを使用します．10,000本前後の半透膜素材の中空糸が筒の中に収められており，血液の老廃物が半透膜を通じて透析液に移動することで血液浄化をします 図9a．ECMO（extracorporeal membrane oxygenation，膜型人工肺）は，中空糸内を，酸素を付加したエアが通り周囲を血液が通過します．半透膜を通じて酸素が中空糸内⇒外，二酸化炭素が中空糸外⇒内　と移動することによりガス交換がなされます 図9b．

プレシジョンフローはヘモフィルターに酷似する機構（呼称：中空糸フィルター）を採用し 図9c，図10，中空糸内を酸素を付加した空気（白），中空糸外を加温された蒸留水が流れます．半透膜を通じて水蒸気が中空糸外⇒内　と移動することによりプレシジョンフローが送る混合エアが十分加温加湿されます．逆に言えば，先の 図8 で示されたような4

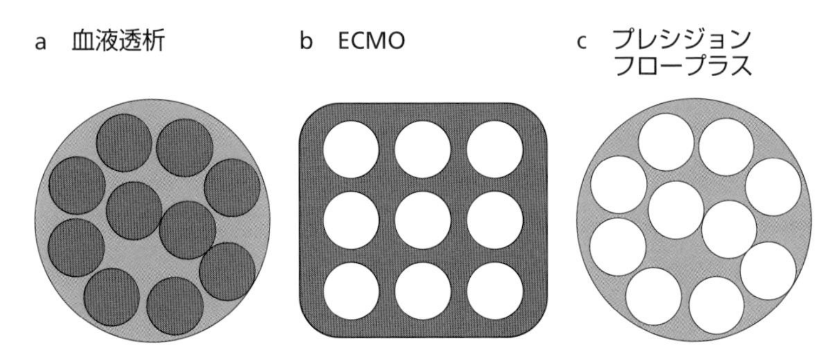

図9　中空糸（半透膜）を活用した医療デバイスの断面のイメージ

a）血液透析においては中空糸内を血液（赤），中空糸外を透析液（灰）が流れる．
b）ECMOにおいては中空糸内を，酸素を付加した空気（白），中空糸外を血液（赤）が流れる．
c）プレシジョンフローにおいては，中空糸内を酸素を付加した空気（白），中空糸外を加温された蒸留水（灰）が流れる．

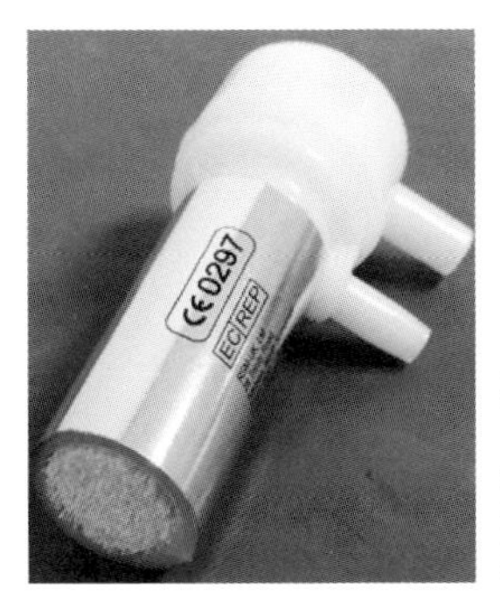

図 10　プレシジョンフロープラス中空糸フィルター

中央で切断したカットモデル．血液浄化へモフィルターと同形状である．筒内に中空糸が多数収納されていることがわかる．

倍もの高流速において，こういった高度な加温加湿システムを用いないと加湿不足に陥るのでしょう．一方，ハイフローセラピーに用いる一般的な加温加湿器に極細径プロングを使用しても，蒸留水の滴下にも抵抗があるため流速に追従して蒸留水が滴下しないため加湿不足に陥るとされます．

実際，加湿能力を比較した試験において[1]，AIRVO2（後述）と比較したときのプレシジョンフローの加湿能力は，室温 22~24℃においてやや劣りました．また流量が 20 → 30 → 40L/分と上がるにつれて加湿能力は下がり，最高流量 40L/分で加湿の合格点とされる絶対湿度 30mg/dL 程度でした．ただし，AIRVO2 は室温が 28~30℃であると絶対湿度 30mg/dL 程度近くに能力が下がるのに対して，プレシジョンフローは室温の影響を受けませんでした．著者らは，AIRVO2 で用いる pass-over 型加温加湿器は室温が上がるとパフォーマンスが低下するのでは？と考察しました．

③ 加温加湿されたエアの温度が下がらないように，ハイスペック血液加温装置と同じ仕組みを用いた

外傷を扱う救命救急センターなどで使用する血液や輸液を急速加温するレベル 1 システム 1000（スミスメディカル）があります **図 11a**．濃赤血球は 4℃で保存されていますが，それが流れるルートを挟むように加温することで患者注入温は 41℃程度になります．

プレシジョンフローの混合エアは高度に加温加湿されますが，患者にたどりつく途中のチューブで温度が低下し水蒸気が液化しては意味がありません．それを防ぐために，プレシジョンフローはレベル 1 システム 1000 と全く同じ仕組み（呼称：トリプルルーメン回路）を採用していま

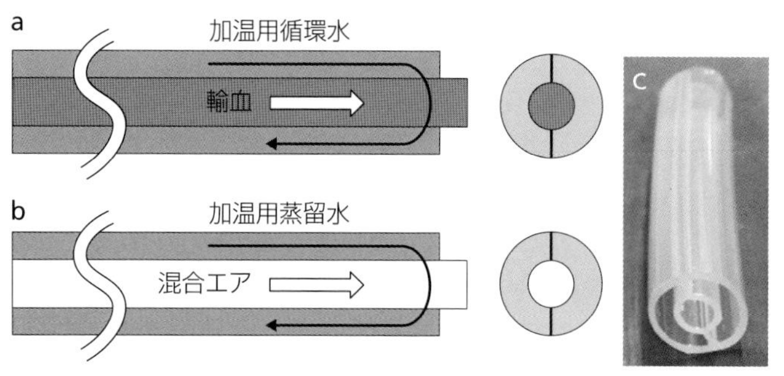

図 11　輸血や混合エアを有効に加温する仕組み

a）高性能輸血加温装置においては輸血が流れる腔の周囲に加温した水を長距離循環させることで加温する．
b）プレシジョンフローにおいては，中空糸フィルター部分で加温された混合エアの温度を，加温した蒸留水を長距離循環させることで温度をキープし水蒸気の液化を防ぐ．
c）トリプルルーメン回路断面。全長約 2m.

す 図 11b, c．②と③の蒸留水は循環使用されています．

COVID-19 急性呼吸障害に対して侵襲的人工呼吸管理をされている患者が回復傾向．PS 8cmH$_2$O, PEEP 8cmH$_2$O であれば安定しているが，PS 5cmH$_2$O, PEEP 5cmH$_2$O の条件で自発呼吸トライアル（spontaneous breathing trial：SBT）を行うと，酸素化低下・頻呼吸となり，抜管は難しいと予想された．この状態が数日続く．
筆者「ハイフローセラピーに松を使って，抜管にチャレンジしてみようか？」
担当 CE「松ってなんですか？？？」
筆者「松と言えばアレやがな．」

プレシジョンフローは松？

筆者は，プレシジョンフローを松竹梅（しょうちくばい）の松ととらえています．SBT において，PS 8cmH$_2$O・PEEP 8cmH$_2$O と PS 5cmH$_2$O・PEEP 5cmH$_2$O の間にはかなり隔たりがあり，前者はクリアするが後者は厳しいといった条件で抜管すると，相当な確率で失敗します（筆者の経験による）．ただし，スーパーハイフローセラピーであるプレシジョンフローであればなんとかしのげるケースを数例経験しました．先のケースもプレシジョンフローの最高流量 40L/分でスタートしなんとか再挿管せずしのぎました．

筆者は天邪鬼(あまのじゃく)なので，メーカーのプロモーションをそのまま垂れ流すことを好みません．プレシジョンフローの加温加湿方法はユニークであるものの，4倍もの流速に対応するためであり，人工呼吸器用加温加湿器と同程度の能力と捉えるべきです．

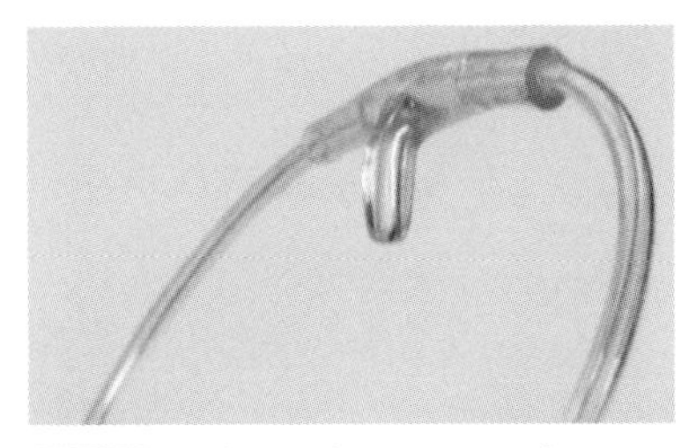

図12　プレシジョンフロープラス小児用シングルプロング

左右にずらすことでどちらの鼻孔でも使用可能．小児でかなり使用されているらしい．ソロプロングとも呼称される．定価1,500円(税抜)．

しかし，他のデバイスを用いたハイフローセラピーに比して，解剖学的死腔（鼻腔＋咽頭＋口腔）の洗い流し効果　はさすがと言わざるを得ないです．特に，侵襲的人工呼吸の抜管後の呼吸サポートとして，抜管失敗リスクが高いケースに対してプレシジョンフローを使用しています．

プレシジョンフローは小児を対象として始まり，今も小児を対象としたハイフローセラピーとして存在感があります．小児の低出生体重児～小児用まで8種類小児用プロングをもちます．小児に使用できるシングルプロングはプレシジョンフローにのみあります 図12．栄養チューブで片方の鼻孔が使用されているときや，鼻孔から吸引が必要なときに役立ちます．

高回路圧のアラームはありますが，アルゴリズムは明らかにされていません．酸素配管接続のみ or 空気配管接続のみのとき，配管圧次第でアラームが作動するときもしないときもあり，移動での使用はできません．

プレシジョンフローの問題点

- 回路の定価が20,000円程度と高い

回路使用期限は30日と長く，また他のハイフローセラピーデバイスに比して酸素流量が少なくて済むので酸素のコストで差額を回収できる可能性がプロモーションされますが，おそらく難しいです．コストの差を多少埋めることは可能かもしれません．

- 蒸留水の使用量が多い

流量40L/分，温度37℃であれば500mL蒸留水の交換時間は4.7時間

とされます（日本メディカルネクスト資料）．実使用においては，もっと早いことがあります．これもコスト増につながります．プレシジョンフローに限らずハイフローセラピーは蒸留水の使用が非常に多いので交換頻度を減らすために 1L バッグを使用するのが一般的です．

●専用プロング

極細径プロングを売りにしているので仕方ないのですが，同社純正プロングの使用がマストです．頬部に面としてではなく線として当たるので，顔面の皮膚損傷を起こさないか注意が特に必要です．価格は他社製品が 3,000 円程度であるのに対して 1,000 円程度と安いです．やわらかい素材を使ったプロングの発売が予定されているようです．

●トリプルルーメン回路が重い

水がつまった全長約 2m・直径約 13.7mm のホースであり，相当重いです．固定具を患者の寝具につけるなどして，トリプルルーメン回路の重さがプロングにまともにかからないように注意しなければなりません．

●プロング部分の騒音が大きい

最高流量 40L/分で使用すると，プロング部分のシューという騒音は相当大きく，かなり離れた場所でも聞こえます．不快な音ではないですが，可能であれば最高流量 40L/分運転時は患者を個室に収容したいです．プレシジョンフローの能力を引き出すためであり，やむを得ません．

●酸素配管と空気配管の両方を必要とする

●バッテリーをもつが，あくまで緊急用であり病棟間の移動といった使用はできない

おそらく，各施設のハイフローセラピー機器のすべてをプレシジョンフローに統一する必要はなく，松竹梅の松として 1～数台あると心強いと考えます．

酸素配管のみで作動する一体型ハイフローセラピー専用機

AIRVO2（エアボー 2, Fisher & Paykel），ステディーエア（アトムメディカル），ComfortAir（コンフォートエア，アイ・エム・アイ），inspired フロー（カフベンテック）などがあります．また，ハイフローセラピーと NPPV 兼用機として MediOx 60（アイ・エム・アイ）があ

ります．

ハイフローセラピー界の巨人 Fisher & Paykel の AIRVO2 が圧倒的であり 1 強状態です．AIRVO2 を紹介します．

AIRVO™2 図13

一般的な人工呼吸器・ハイフローセラピーモード（➡ p.57）と同じくブローワーをもちます 図3．よって，酸素配管だけで使用できます．

流量は大人用モード 10～60L/分，小児用モード 2～25L/分です．ブローワーの作るエアに酸素を付加する方式 図3 であり，AIRVO2 本体において目標流量を，フロート式酸素流量計において酸素流量を設定します．本体に酸素濃度が表示されるので数値をみながら酸素流量を調整します．酸素配管がないときは空気濃度で運転できます．

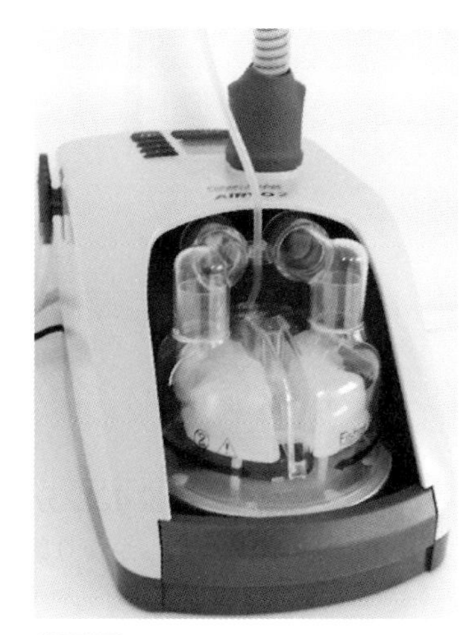

図13 AIRVO2
別に酸素流量計を必要とする．

成人用と小児用の両方のプロングが充実するのは Fisher & Paykel と Vapotherm（日本メディカルネクスト）の 2 社です．Fisher & Paykel のプロングのブランド名は Optiflow™ です．小児用プロングとして Optiflow Junior2 もあります．Optiflow は AIRVO2 と一般的なハイフローセラピー汎用回路（あるいは人工呼吸器回路）の両方に接続可能ですが，他社のプロングを AIRVO2 に接続することはできません．Fisher & Paykel は気管切開カニューラに接続するプロング（Optiflow 気管切開カニューラ）を唯一もちます 図14．た

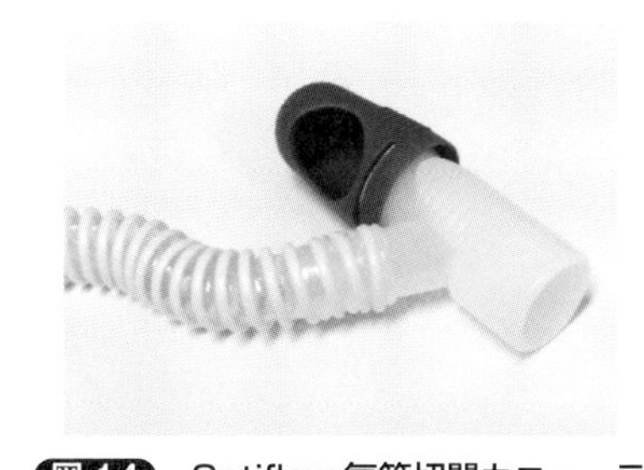

図14 Optiflow 気管切開カニューラ

だし，患者の気管切開カニューラにプロングを接続する必要がないのであれば，トラキマスク（アトムメディカル）は一般的なハイフローセラピー回路に接続可能です．

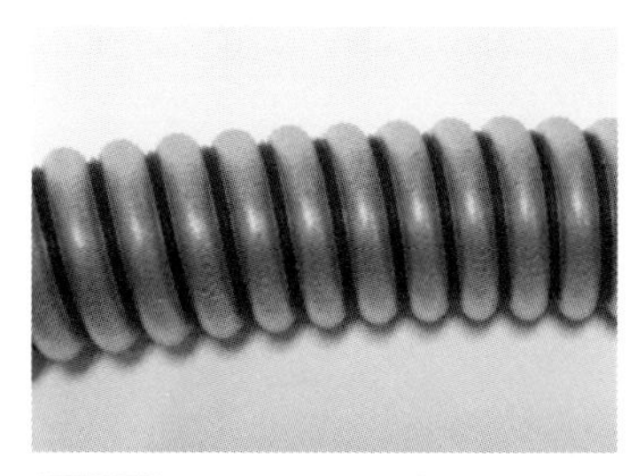

図15 AIRVO2 回路
中空のスパイラル構造の間に電熱線が埋め込まれる．

今や一般病棟におけるハイフローセラピーは珍しくないですが，一般病棟の多くは酸素配管のみです．AIRVO2 はブローワーをもつため空気配管を必要とせず酸素配管だけで作動することにより大きく受け入れられました．また発売後の改良によりかなりの静音設計であることもプラスポイントです．

同社人工呼吸器用加温加湿器 MR850 は侵襲モード（挿管モード）37℃と非侵襲モード（マスクモード）31℃の温度設定ですが，AIRVO2 には 34℃が加わり 3 段階設定です．基本的に侵襲モードで使用しますが，患者が暑さを訴えるとき 34℃に変更します．31℃設定は AIRVO2 のマスク形状インターフェース（OPT980）使用時に推奨されます．

二重窓は結露しませんよね．回路を中空のスパイラル構造 図15 とすることで断熱層を作り結露を著減させています（呼称：エアスパイラル回路）．プレシジョンフローは結露がないことにおいて先行していたのですが，追いついたと言えます．

AIRVO2 はバッテリーを内蔵しません．回路圧上昇を電流量の変化で感知するアラームをもち，閉塞すると一旦停止し 9 秒ほどで再開運転します．

最もコスト安かつ酸素配管のみで作動するベンチュリ式ハイフローセラピー機器 図16

ベンチュリ原理を用いたハイフローセラピー機器 MaxVenturi®（カフベンテック）があります（➡ p.25）．機械式酸素ブレンダーが 40 万円程度（他に人工呼吸器用加温加湿器が必要），AIRVO2 やプレシジョンフローが 80 万円弱程度（専用回路・専用プロング必要），inspired フロー（カフベンテック）が 40 万円程度するのに対して（専用回路必要），ベンチュリ原理というシンプル構造のおかげで定価188,000円（税抜）と激安です．ただし他に人工呼吸器用加温加湿器（最低価格25万円程度）が必要です．専用回路を必要としないのでランニングコストも安価です．最高流量は50L/分，最高酸素濃度100%です．ベンチュリ原理は酸素を動力にするので，酸素付加ゼロ（酸素濃度21%）とはできず最低酸素濃度32%です．

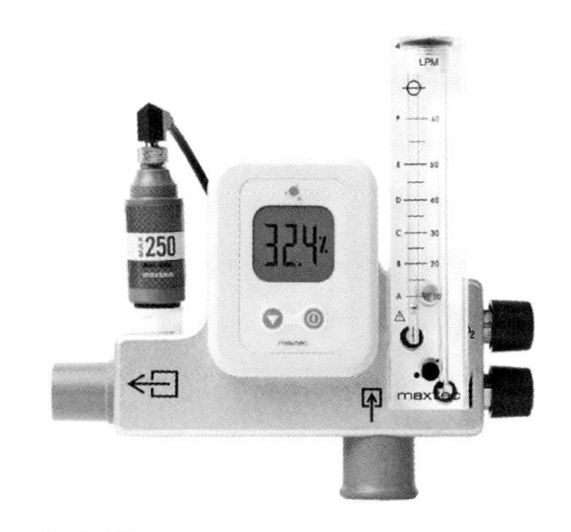

図16 MaxVenturi
（写真提供：カフベンテック）

ベンチュリ方式であり，特に低酸素濃度で使用するとき側孔から室内空気が吸い込まれる量が増え騒音が問題となります．消音のためのマフラーが発売されてからかなり騒音は抑えられたのですが，他のハイフローセラピー機器よりやや大きいです．

近年発売されたハイフローセラピー機能搭載 NPPV用人工呼吸器

急性期医療におけるNPPV用人工呼吸器と言えば2010年に承認されたV60ベンチレータ（フィリップス）の独断場でした．ハイフローセラピーブームの中で新規NPPV用人工呼吸器の登場が少なくなりました．

2018年にNKV-330（日本光電）が承認されました．NPPV用人工呼吸器をアピールしますが，ハイフローセラピー機能を搭載しており，実際筆者施設ではハイフローセラピー目的，あるいは昼はハイフローセラピー・夜はNPPVといった使用が多いです．

本機のハイフローセラピー機能の特徴は以下です．

- 流量1～60L/分
- メインバッテリー（2時間），サブバッテリー（30分）をもち計2時間30分のバッテリー作動が可能．バッテリー能力の高さは特筆に値します．ただし，人工呼吸器用加温加湿器の電源とはなりません．

- 回路圧が上昇するときは，ブローワーの回転数上昇⇒ブローワーの温度上昇⇒まずブローワー温度上昇アラート⇒改善しないとき回路閉塞アラート・流量制限　という動作となります．

裏技だけどNPPV用人工呼吸器をハイフローセラピーに活用

本来，裏技の紹介は好ましくないのかもしれないですが，比較的安全であり全国的に知られているので紹介しましょう．メーカー非公認です．

NPPV用人工呼吸器 V60 ベンチレータ（フィリップス）

ハイフローセラピー全盛によって各施設のハイフローセラピー機器が不足する一方，V60ベンチレータ（フィリップス）が寂しそうにしていないでしょうか．NPPVは忍容性に難があるため，比較的短時間にハイフローセラピーにスイッチせざるを得ないことがしばしばあります．その場合に，V60ベンチレータをそのまま活用したいです．または，昼間はハイフローセラピー，夜はNPPVといった運用においても便利です．

V60ベンチレータのCPAPモードはアラームを切ることができません．S/Tモードを選択し，EPAPとIPAPを同圧とします．呼吸回数は適当に設定します．アラームは継続的にリセットできます．ハイフローセラピーにおいて流量すべてが言わばリークであるので，トータルリークを流量として読みます．EPAPとIPAPを同数で連動しながらアップダウンすることにより流量を調整します．図20であれば，EPAP 14cmH_2O・IPAP 14cmH_2Oにより流量が55L/分となっています．

トリロジー100plus・200plus（フィリップス）においても同様の対応ができます．

V60ベンチレータにおいてもハイフローセラピーモードの搭載が予定されているようですが，販売後時間が経過している製品においては，この裏技をおそらく継続使用せざるを得ません．

人工呼吸器 Vivo60（チェスト）

在宅医療で使われているらしい裏技です．

本機は侵襲的人工呼吸・NPPVなどに対応する一方，ハイフローセラピーモードをもちません．CPAPモードで利用し，画面に表示されるリーク量が流量です．酸素の最大付加量は15L/分です．

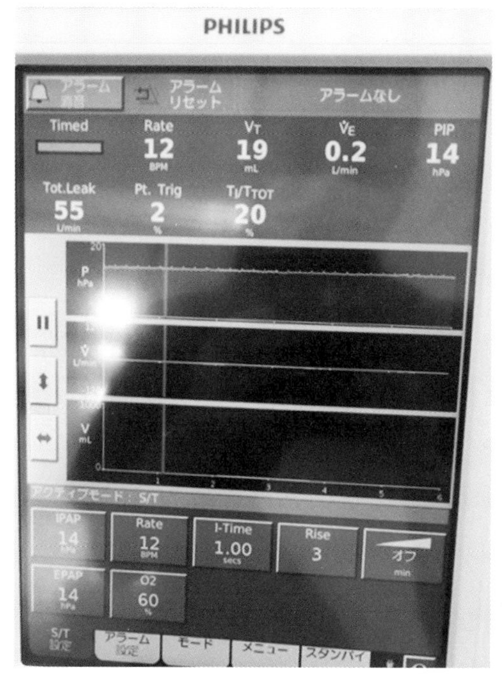

図20 **V60ベンチレータをハイフローセラピー機器として活用**
Tot.Leak= トータルリーク.

在宅医療においては，ハイフローセラピーのニーズがあるもののまだ保険適応が遅れたことや，昼はハイフローセラピー，夜はNPPVといったニーズがあり，こういった活用がされているようです.

院内移動やリハビリをどうする？

ハイフローセラピーが爆発的に普及し，例えばハイフローセラピー装着患者をICUから一般病棟へ移動する　といったことはどの病院でも珍しくはないのではないでしょうか.

前chapterで触れましたが，機械式ブレンダーは酸素供給だけであるとけたたましい音が鳴るので無理です．現実的な対応を考えてみましょう.

対応①　移動の間，酸素ボンベとリザーバー付マスクで対応する

患者の余力があれば可能かもしれませんが，多くのハイフローセラピー装着患者においては難しいのではないでしょうか．この方法を用いるなら新型マスク（➡ p.17）を使用したいです．

対応②　移動の間，酸素ボンベとBVMやジャクソンリース回路を用いてマスク換気をする

BVM（バッグバルブマスク）は自発呼吸にあわせるのが難しく，ジャクソンリース回路のほうが自発呼吸におそらく同調させやすいです．

対応③　移動の間，NKV-330を活用する

NKV-330は内蔵バッテリーにより2.5時間作動可能です．ただし，加温加湿器は外部電力を要します．移動時間が短時間あれば加温加湿装置を停止して移動は可能かもしれません．

対応④　移動の間，MaxVenturiを使用する

MaxVenturiはシンプルな構造であり，酸素濃度計はアルカリ電池により作動します．よってMaxVenturiに酸素ボンベを使用すれば，外部電力を必要とするのは加温加湿器のみであり，NKV-330と同様の対応が可能です．

対応⑤　移動の間，酸素ボンベとハイホー（小池メディカル）で対応する

ハイホーは酸素濃度98％・流量35L/分で開放マスク投与できます（➡ p.21）．鼻腔からエアを投与するハイフローセラピーにおける解剖学的死腔（鼻腔）の洗い流し効果は期待できませんが，院内移動の間はもちこたえるのではないでしょうか．ハイホーのメーカー希望小売価格は3,000円（税抜）であり検討に値します．

対応⑥　移動の間，酸素ボンベとAIRVO2と小型UPSで対応する

多くの病院が災害対策として小型UPS（uninterruptible power supply，非常用無停電電源装置）をもっているのではないでしょうか．是非活用したいです．酸素ボンベとAIRVO2と小型UPSの組みあわせであれば，患者の酸素投与デバイスを変更せずに移動できます．

先の組みあわせを，ハイフローセラピー使用患者の歩行リハビリへ使用した報告がなされています[3] 図17．呼吸障害患者7例のリハビリテーションに用いられ，初回歩行距離は最低でも18mであり5患者は120～150mでした．酸素ボンベの消費量は酸素濃度と流量の双方に依存するため，酸素残量計を細かく観察しながら行われました．

現在，このような用途に用いる小型UPSとしてREMiO NUP-

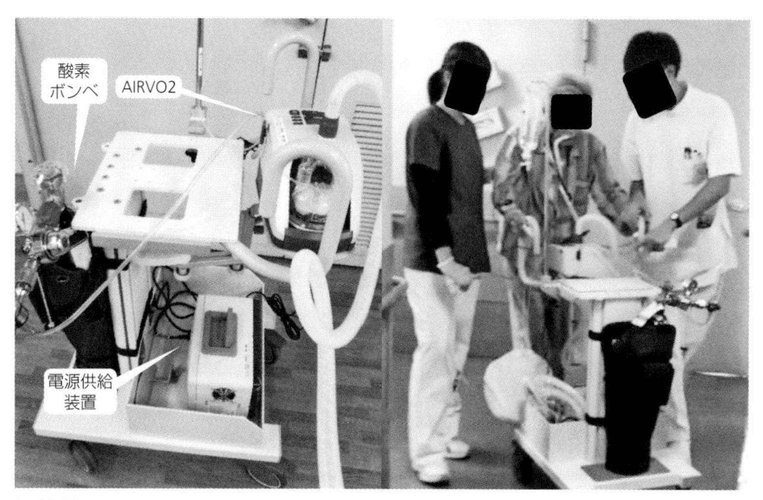

図17　AIRVO2 を用いた歩行リハビリ風景
(写真提供：京都府立医科大学 恒石鉄兵医師)

1000UL（ニシム電子工業，7.5Ah）が有用であり，点滴スタンドに設置するUPSトレイ（NRZ-15FP）も併売されます **図18**．JIS規格において「無停電電源装置は，通常，医療の用途には適さないため，医療用でないものは，製品カタログ，取扱説明書などに，医療の用途に使用しないように使用者に求める注意書きがある．医療用として適用可能な無停電電源装置は，特別な配慮がなされており，製造物責任法（PL法）及び使用者側責任（UL）の観点からも，医療用として認められた製品を選別する必要がある」とあるのですが医療用製品はほぼありません．本製品は医療用に特化したことを謳った数少ない無停電電源装置です[4]．本用途においてAIRVO2であれば30～40分程度運転可能であり，本体標準価格380,000円（税抜），トレイ45,000円（税抜）です．AIRVO2のウォーミングアッ

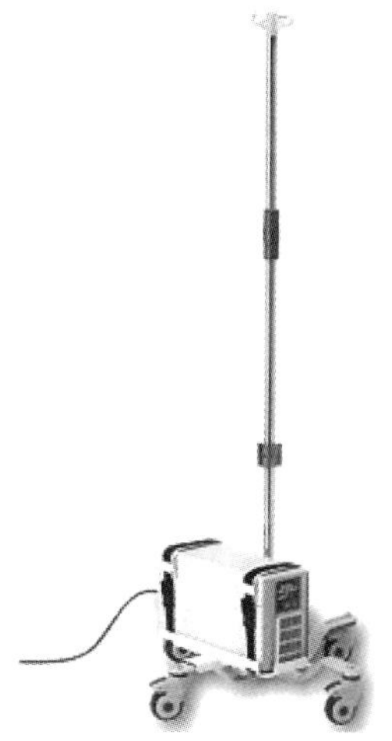

図18　REMiO NUP-1000UL と UPS トレイ
点滴スタンドに設置した状態.
(写真提供：ニシム電子工業)

プはコンセント電源で行うといった工夫が大切です.

ある会社から30分以上作動可能なUPSを内蔵する一体型ハイフローセラピー専用機が発売される計画があるようです.

病院間搬送におけるハイフローセラピー

従来のハイフローセラピーは酸素配管・空気配管の両方を必要とするため，病院間搬送における使用は断念されてきました．やはり，AIRVO2の登場により状況は変わりました．ハイフローセラピー使用中の11カ月の小児に対して，AIRVO2を用いた施設間搬送が報告されています[5)]．インバーター装置が導入され車内電源容量が10Aまで強化された病院の救急車（ドクターカー）が使用されました．AIRVO2の消費電流は2.2～2.4A，その他輸液ポンプなどを合計すると3.0～3.9Aが必要といった綿密な計算がなされ，さらに車外移動用に無停電電源装置を準備と非常に周到に計画され実行されています．

筆者は，出血性ショック患者の病院間搬送を担ったことがあります．冷たい輸血を加温するレンジャー血液・輸液ウォーミング装置（3M）を救急車内コンセントに接続したのですが，全く作動しませんでした．地元消防局高規格救急車だったので当然作動すると思っていたのでショックでした．レンジャーの消費電力は900W（9A）でした（ワットとアンペアの変換は簡単に計算できるwebページがあります）．後日，救急車の電気容量を確認したところ，全く足りていませんでした **図19**．トヨタのプリウスであれば1,500Wあり余裕なのに…あくまで周到な準備が必要です．

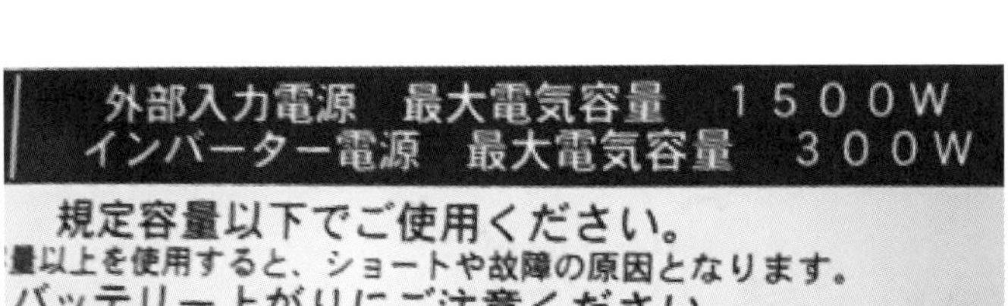

図19　筆者が搭乗した救急車の電気容量

外部入力電源の最大電気容量とは，救急車が停止時付属するケーブルを外部電源に接続したときの電気容量．走行時は300Wであった．

【参考文献】

1）Delorme M, Bouchard PA, Simard S, et al. Hygrometric performances of different high-flow nasal cannula devices: bench evaluation and clinical tolerance. Respir Care. 2021; 66: 1720-8.
2）Miyazaki Y, Inoue S, Hirose H, et al. High-velocity nasal insufflation increases nasopharyngeal pressure with flow-dependent manner compared with high flow nasal cannula in adult volunteers-a single-center prospective observational study. Kobe J Med Sci. 2021; 67: E92-7.
3）恒石鉄兵，相川政紀，酒井勇輝，他．ハイフローセラピー施行中の呼吸障害患者における移動式ハイフローシステムを用いた長距離歩行訓練の臨床的効果．人工呼吸．2019; 36: 165-72.
4）結城昌子．医用電子機器や医用室に安心安全な医用 UPS．第 47 回日本医療福祉設備学会．東京．2018 年 11 月 21 日．
5）福政宏司，辻 聡．ガス供給と電源容量の問題が解決され high flow nasal cannula 呼吸補助下に施設間陸路搬送した 1 例．日救急医会誌．2018; 29: 247-53.

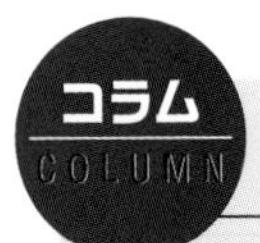

回復期・慢性期・在宅医療において注目の多機能人工呼吸器

この分野においては急性期医療とは違う，人工呼吸器の大きな進化があります．VOCSN（ボクスン）（カフベンテック）を紹介しましょう **図**．5つの機能をもつことを名前でアピールしています．

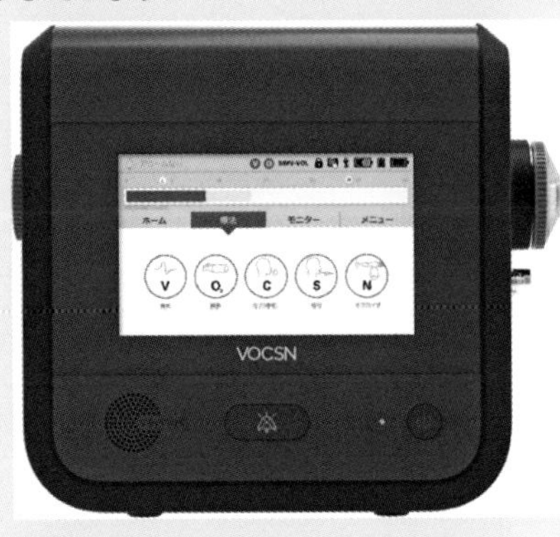

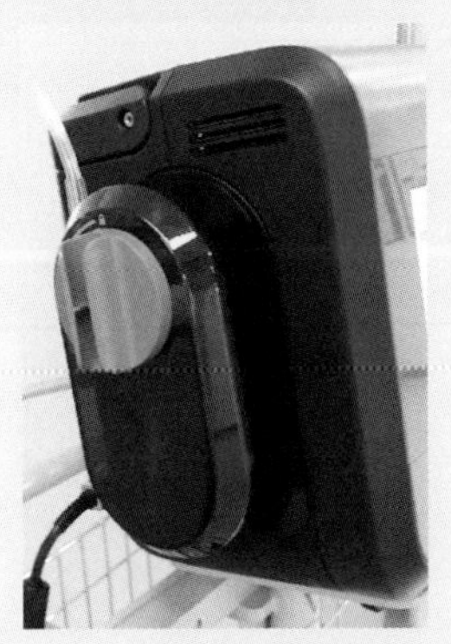

図　VOCSN（カフベンテック）
左：本体正面，右：側面の吸引装置．
（左の写真はカフベンテック提供）

V：人工呼吸器機能　侵襲的人工呼吸・NPPV双方の多彩なモードをもちます．酸素配管につないだ場合には，ハイフローセラピーも可能であり最高流量60L/分です．

O：6L/分までの空気中の酸素濃縮による内部酸素濃縮器をもつ．酸素パイプをもつ機種ともたない機種がありますが，酸素供給がなくても酸素投与ができるのはすごいです．間欠投与により投与酸素濃度40％程度が可能です．

C：カフアシスト機能（排痰補助機能，もともとはフィリップスの商品名なのですが，一般的に使われるようになった用語）をもつ．気管に $+40cmH_2O$ →$-40cmH_2O$ といった陽圧と陰圧を連続的に短時間で数サイクルかけることで気道粘液を除去する機能です．従来のカフアシスト装置は単体であり，使用するときセッティングが必要なのですが，人工呼吸器に組み入れたので手間が大幅に減ります．急性期医療においてカフアシスト機能の知名度は高いとは言えませんが，回復期・慢性期・在宅医療においては非常に活用されます．慢性期病院で働く筆者知人看護師は「ALS患者に使用するとあふれるように痰が出てきて感激する」と言っていました．

S：なんと吸引（suction）機能をもつ．特に在宅医療で重宝されるでしょう．

N：薬剤投与のためのネブライザー機能をもつ．

内蔵バッテリーと着脱式バッテリーをあわせて9時間の連続使用が可能であり，災害時においても患者を，特に在宅医療患者を守る能力が高そうです．COVID-19災禍初期，米国トランプ大統領（当時）が自動車会社GM（ゼネラルモーターズ）に人工呼吸器を数万台作らせた　というニュースがありましたよね．VOCSNのVの機能に絞った人工呼吸器でした．VOCSN-VCというVとCの機能に絞り酸素配管接続を前提とした機種があり，病院においてはこの機種が採用されることが多いようです．

在宅医療において，ハイフローセラピーの項目がなく関係者の悲願でした．2022年診療報酬改定において，在宅ハイフローセラピー指導管理料2,400点・在宅ハイフローセラピー材料加算100点・在宅ハイフローセラピー装置加算1,600点が設定されました．

Apneic oxygenationと流量計ふりきり法

先輩麻酔科医の失敗談

「駆け出し麻酔科医の頃の話やで．麻酔導入時，挿管が無事に終わり，細々(こまごま)とした仕事をして，SaO_2が95%に下がってきて，なんで？　と思い…挿管チューブを麻酔器につないだものの人工呼吸器の作動忘れに気がついた．おそらく10分以上無換気だった．麻酔器は酸素流量6L/分，100%酸素濃度だったのだけれど，10分以上無呼吸で95%までしか低下しないことにびっくりした．」

数十年前，筆者の研修医時代，先輩から聞いた話です．患者は筋弛緩薬を投与されており，全く換気されていませんでした．かつて，こういった話を何回か聞きました．現在のように麻酔器の無換気アラームが一般的でなかったことも関係します．

この失敗からの学びは「換気しなくても10分以上もつんだー」ではありません．例えば窒息がそうであるように，エアウェイをふさがれる形で換気が阻害されると5分以内に心停止に至ります．

「挿管されておりエアウェイは完全に開通」「100%酸素が麻酔器に流れており，無換気でも**拡散原理**により患者に酸素が供給された」ので大事に至らなかったと，当時筆者は推理しました．今から考えると，先輩の経験はapneic oxygenationでした．

Apneic oxygenation

Apneic oxygenation（無呼吸酸素化，apnoeic oxygenationと表記されることも多い）とは，患者が無呼吸あるいは呼吸停止に近い状態であっても，鼻や咽頭から酸素を投与することにより低酸素血症に至る時間を延ばす方法です．Apneic oxygenationは1946年に最初に報告されており歴史があります[1]．狭義と広義のapneic oxygenationがあります．狭義は，気管挿管の安全性を高めるため（低酸素を避けるため）に併用するものです．広義は，喉頭微細手術（声帯の手術），電気けいれん療法，内視鏡時などの安全性を高める目的で行われる apneic oxygenation も含みます．高濃度酸素は火災リスクを上げるので，電気メスの使用時の apneic oxygenation には注意が必要です．本 chapter においては，狭義の apneic oxygenation を想定します．

Preoxygenation の復習

肺は風船であり呼気時に縮小する一方，胸郭から牽引されているため息を吐いた時点（安静時呼気終末時点）において完全に虚脱せずボリュームを保ちます．このボリュームが機能的残気量（functional residual capacity：FRC）です．FRC の存在は，気管挿管といった低酸素リスクがある状況において重要です．いわば体内の酸素リザーバーであり，酸素が消費され不足したとき，FRC から体内へ酸素供給されます．肥満患者・妊娠後期女性・子供は，なぜすぐに低酸素に陥るのか（無呼吸許容時間が短いのか）？　FRC が少ないからです．妊娠後期女性であれば，巨大な子宮が横隔膜を挙上し FRC が減少します．

健康成人の安全な無呼吸時間は 1 分未満とされ，肥満などのリスクがあればさらに短くなります[2]．気管挿管時，手間取ると数分間無換気，酸素投与ゼロとなりかねません．FRC を純酸素で満たす preoxygenation（前酸素化）が重視されます．空気の 79％を占める窒素を酸素に置き換えるので脱窒素と表現することも多いです．全身麻酔においては，3 分程度の通常換気と，1 分間・8 回の深呼吸（大きい 1 回換気量）が同等の威力を発揮するとされます[3] 表 1．Preoxygenation によって，肺疾患と肥満がない患者において 4～8 分無呼吸であっても安全であるとされます．

Ramp position（ramped position, ramping position）

FRC は体位の影響も強く受け，立位＞頭部高位＞仰臥位です[4]．BMI ≧35 の高度肥満患者において，25°の頭部高位により低酸素イベント SaO_2 90％発生率が頭部高位群 28％ vs 仰臥位群 38％（$P<0.05$）と頭部高位群において有効でした[5]．

高度肥満患者の挿管時の体位として近年 ramp position が推奨されます[5, 6] 図 1．Ramp の意は「斜面，傾斜」です．要は，仰臥位であると

表 1 Preoxygenation 方法の違いによる無呼吸後 SaO_2 の低下に要する時間（分）

SaO_2 の変化	通常の 1 回換気量 3 分間継続	深呼吸 30 秒間・4 回	深呼吸 1 分間・8 回
100 → 99%	3.21±0.60※	2.22±0.34†	4.40±0.81
99 → 95%	0.61±0.27	0.63±0.34	0.87±0.32
100 → 95%	3.73±0.76※	2.78±0.39†	5.21±0.96

※ P<0.05 4 回深呼吸・8 回深呼吸に対して，† P<0.05 8 回深呼吸に対して
注目：100 → 99%より 99 → 95%の時間がはるかに短い
（文献 3 より引用）

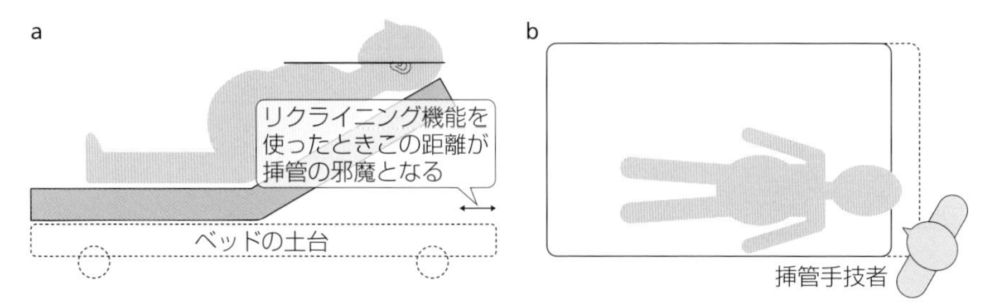

図 1 Ramp position と患者位置のコツ

気管挿管時，患者の厚い胸板が邪魔となり，あるいは頭頸部が前屈気味となります．上半身に傾斜をつけることで，患者の胸を挿管手技者の視野方向より下にします．外耳孔と胸が水平になるよう頭部を後屈させることも重要です **図 1a 実線**．

Ramp position を web 検索してください．幾重にも折り重ねた寝具を肥満患者の背中下に台形状につめこみ傾斜位を形成したイラストが多数あります．筆者は，ベッドのリクライニング機能（角度 25～30°）を活用します（table ramp）**図 1a**．手術台やストレッチャーは土台も含めてコンパクトですが，ICU などのベッドで table ramp を行うときは工夫が必要です．リクライニングしたとき，ベッドの土台はそのままであるので，患者と挿管手技者間の距離が相当生じます．小柄な医療者であれば足台が必要ですが前のめりになります．あらかじめ患者の頭が少しベッド上部より飛び出るように（頭頸部の後屈も得られやすくなります），そして患者の体がベッドの左側に位置するようにするのがコツです **図 1b**．挿管手技者はベッド頭側左角にやや斜めに立ちます．これによりベッドの土台に

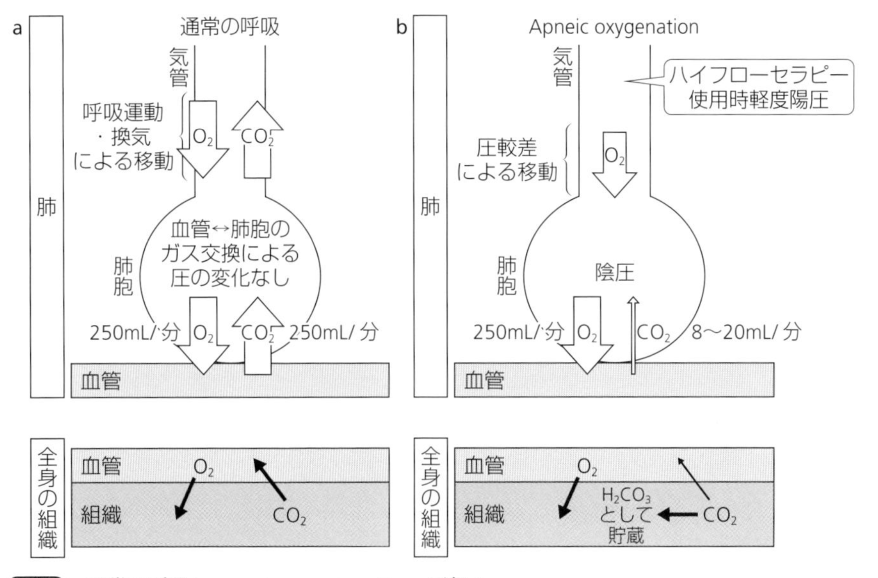

図2 通常の呼吸と apneic oxygenation の違い
（参考：文献 7, 8）

生じた距離を感じずに換気操作や気管挿管手技を行えます．

Ramp position の一義的目標は，挿管・喉頭展開操作における視野を良好にすることです．また，マスク換気もしやすくなります．さらに，高度肥満患者において，頭部高位とすることで FRC を大きくし低酸素リスクを減らすという役割があります．この役割は重要です．

Apneic oxygenation の機序 [1, 2, 7, 8]

通常の呼吸 図2a

呼吸とは酸素が二酸化炭素に変化する化学反応であり，肺胞から血管に酸素が移動し，逆方向に同量の二酸化炭素が移動します．肺胞⇔血管のガスのやりとりにおいて，肺胞内のガスの量は変わらないので肺胞圧は変わりません．酸素の取り込み，二酸化炭素の排出は呼吸運動により行われます．

従来の apneic oxygenation 図2b

Apneic oxygenation 前に preoxygenation することが非常に重要です．肺胞内は高濃度酸素で満たされるので，その酸素は積極的に血管内に移動します．一方，換気がないので，血管⇒肺胞への二酸化炭素の移動は激減します．二酸化炭素は主に H_2CO_3 となり，組織内に蓄積します．肺胞内の酸素は減少し二酸化炭素の増加はわずかなので，肺胞圧は減少します．肺胞につながる気管に対して圧較差（陰圧）が生じます．この圧較差により酸素は気管から肺胞に引き込まれ，さらに血管内に取り込まれます．

Apneic oxygenation 中の二酸化炭素の体外への排出はわずかであり，二酸化炭素は体内に貯留し続け，酸血症（アシデミア）が進行します．Apneic oxygenation の限界＝アシデミアの限界です．要は，apneic oxygenation は酸素化のみであり二酸化炭素除去能はゼロに近いです．

ハイフローセラピーによる apneic oxygenation 図 2b

ハイフローセラピーによって気管の圧力は陽圧となります．よって，従来の apneic oxygenation より気管と肺胞の圧較差が上昇し，酸素が引き込まれやすくなります．また，ハイフローセラピーによる気管圧上昇は FRC を大きくするので，酸素リザーバーとしての効果もアップします．

陰圧は－20cmH_2O に達するとされ，圧較差によってかなりの流量の酸素が肺胞まで引き込まれる現象を，かつて diffusion respiration（拡散呼吸），apneic diffusion of oxygenation（酸素の無呼吸性拡散）とよびました[1)]．拡散は分子運動であり，圧較差による移動は拡散ではありません．近年，aventilatory mass flow とよびます[1)]．

手術室と手術室外の apneic oxygenation 設定

Apneic oxygenation の検証試験（RCT，観察研究）を整理した 2017 年のレビュー[2)] を教材とします．

手術室における apneic oxygenation の有効性を検証した 12 試験

古くは 1959 年の試験[9)] があるのですが，2000 年代 3 試験，2010 年代 5 試験と近年も精力的に発表されます．経鼻カニューラ 3 試験，経鼻で咽頭に先端を留置したチューブ 4 試験，気管留置チューブ 4 試験，ハイフローセラピー 1 試験です．Apneic oxygenation 群の酸素流量は，ハイフローセラピー 70L/分の 1 試験を除けば，10L/分以下で多くは 5L/分でした．

手術室外（ICU や ER）における apneic oxygenation の有効性を検証した 7 試験

2005 年に登場した成人用ハイフローセラピーを apneic oxygenation に併用し，ICU や ER における挿管手技の安全性を高める目的で使用することで再注目されるようになりました．ICU や ER における apneic oxygenation を検証した 7 試験は，2014 年以後相次いで発表されました．Apneic oxygenation 群の酸素流量は，経鼻カニューラ（4 試験）15L/分，ハイフローセラピー（3 試験）60L/分と高流量設定でした．

Apneic oxygenation をどれぐらい継続できるのか？ が気になります．試験の大半は SaO_2 が 90%や 95%に達する割合を，あるいは挿管手技中の最低 SaO_2 を対照群と比較しました．Apneic oxygenation 開始後長時間経過を観察した現代では許されない単群試験（1959 年）[9] があります．健康男性 8 人を対象とし，気管チューブを留置し酸素流量 8L/分でした．すべての症例の最低 SaO_2≧98%であり，無呼吸時間は 18～55 分（中央値 45 分），最低 pH 6.72～6.97，最高 $PaCO_2$ 130～250 mmHg，$PaCO_2$ 上昇量 2.7～4.9mmHg/分（中央値 3.0）でした．Apneic oxygenation の酸素化能は優れるものの，二酸化炭素除去能はないことがこの試験においても示されます．

Apneic oxygenation ブームと言える状況であり，酸素マスクや NPPV との比較試験，メタ解析が近年多く発表され，それの有効性の報告もあれば有効性を示せなかったという報告もあります．さまざまな試験の実施場所・対象疾患が異なり，酸素の流量も 5～70/分と異なります．多くの試験の endpoint（評価項目）は挿管時の低酸素血症（低 SaO_2 値）合併で判定されますが，SaO_2 閾値も試験によってさまざまです．メタ解析はそれらを苦労してまとめたものです（無理やりまとめたとも言えます）．Heterogeneity（不均一性）が著しいので，本書では扱いません．

Apneic oxygenation の 3 条件[8]

先の図 2b が成立するためには以下の 3 条件を満たさなければなりません．

気道の開通

例えば高度肥満患者の挿管時に鎮静薬を使用するとエアウェイが閉塞しやすいです．Apneic oxygenation は必ずしも有効ではありません．

肺胞内高濃度酸素

この状況を作り出すために preoxygenation が重要な意味をもちます．急性呼吸促迫症候群（ARDS）においては通常の preoxygenation では十分な酸素化が難しいので，preoxygenation に NPPV を使うことを推奨する論文[7,8]もあります．また肥満患者においてはramp positionをとることが重要です．

●肺胞の開放

肺胞の開放が限定的な疾患，すなわちARDSなどにおいてapneic oxygenationは必ずしも有効ではありません[10]．

挿管困難が予想される一般的な患者はapneic oxygenationのよい適応となるでしょう．

先に，肺疾患と肥満がない患者にpreoxygenationを行うと，4～8分無呼吸であっても安全とされることを紹介しました．逆に言えば，肺疾患や肥満患者において先の3条件を満たすことは難しく，preoxygenationの意義はあるものの，4～8分の無呼吸時間確保は難しい，すなわちapneic oxygenationの効果は限定的です．重症ARDSや高度肥満において挿管に手間取ると恐ろしく低酸素をきたすので，apneic oxygenationの効果を期待しがちですが，おそらく長時間の無呼吸可能時間を実感することはありません．よって，「apneic oxygenationをするけれど，ARDSなので多くは期待するな．手早く確実に決めよう」といった意識を共有したいです．

Apneic oxygenationの流量

重症呼吸障害に対するハイフローセラピーの流量40～60L/分は，ほぼ共通認識となりました．

ICUやERにおけるapneic oxygenation流量の主流は，鼻カニューラを用いたとき15L/分，ハイフローセラピーを用いたとき60L/分です(➡ p.83)．ICUにおける挿管時apneic oxygenationの有効性を検証した試験のメタ解析は，6試験を対象としました[11]．Apneic oxygenation群流量は，15L/分（1試験）・50L/分（2試験）・60L/分（3試験）でした．

筆者は，apneic oxygenationは拡散原理により効果を発揮すると考えていた頃は，「15L/分程度で十分であろう．手技者の心理的余裕にもつながる」と捉えていました．

しかし，先の圧較差**図2b**を重視するであれば話は違います．やはりハイフローセラピーの効果を最大限発揮することが重要と考え，**50L/分程度**の高流量設定をするようになりました．Apneic oxygenationの前にしっかり preoxygenation することも忘れてはなりません．

全挿管症例に apneic oxygenation をするか，挿管困難が予想される症例に apneic oxygenation をするか？

Apneic oxygenation を挿管時にルーチン使用することで，1 回目のトライで低酸素血症を呈することなく挿管に成功すること（first pass success without hypoxemia：FPS-H）にこだわった試験[12]があります．挿管失敗の繰り返しは，患者に多大なダメージを与える可能性があります．また，挿管困難を予測するさまざまな予測因子があるものの，結局，挿管時に初めて判明することが多く，麻酔科医ですら予想は難しいとされます．手技者による挿管スキルの差も著しいです．FPS-H へのこだわりは，手術室以外の全挿管症例に apneic oxygenation をすべきという考えと言えます．

筆者は，患者を危機に陥れない範囲で，second pass success（時に third pass success）する，それの危機管理マネジメントも救急医や集中治療医の能力であると考えているので，症例を選んで apneic oxygenation をしています．ただし，apneic oxygenation 教育も重視しているので，apneic oxygenation の頻度は増えました．

うまく用手換気できないシーンは多い

先に解説したように，apneic oxygenation がパワーを発揮するか否かはかなり気まぐれです．やはり，どのような状況であれ，バッグバルブマスク（BVM）やジャクソンリース回路（＋マスク）による用手換気・陽圧換気をできるかが重要です．

元麻酔科医である筆者は，手術室外におけるエアウェイ確保の難しさを日々感じて生きてきました．完全なエアウェイ閉塞（窒息）であれば，気管挿管なり輪状甲状靭帯切開で勝負するしかないです．しかし，そういったケースは稀であり，頬がこけた高齢者，あるいは患者の呼吸状態が悪く，換気にある程度高圧が必要である状況においてうまく換気できていないケースのほうがはるかに多いです．マスクによる換気困難の予測因子 MOANS **表 2** があります．ER や ICU における挿管患者の多くに当てはまるのではないでしょうか．

表2 マスクによる換気困難の予測因子 MOANS

Mask seal	マスクの密着を妨げるもの：髭，顔面奇形，顔面外傷，顔面に密着させるための能力不足
Obesity, upper airway obstruction	肥満，妊娠後期，逆トレンデレンブルグ体位，気道閉塞，胸郭コンプライアンスが低下する状況，腹部膨満
Age	高齢：55 歳以上
No teeth	歯がない
Stiff lungs	喘息，COPD，肺水腫，ARDS

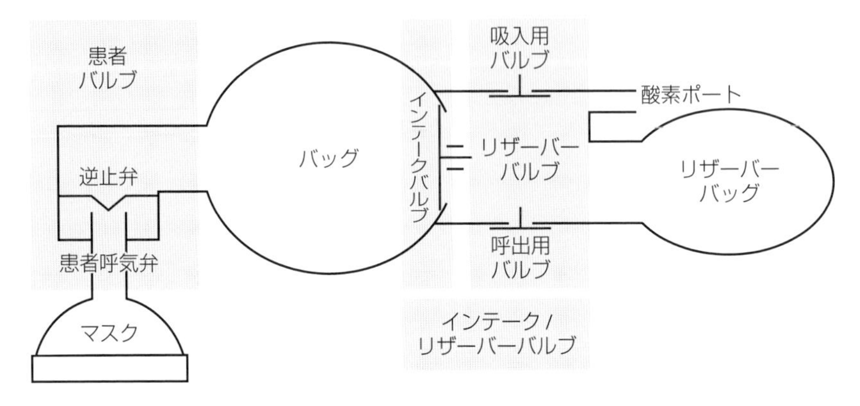

図3 BVM の構造
バルブを多くもつ．投与された酸素が最初に通るリザーバーバルブ部分は呼出用バルブをもつため，酸素流量を多くしても呼出用バルブから外界に放出される．

BVM の問題点

「誰でも使える」ことを理由に用手換気デバイスとして BVM（バッグバルブマスク）が重視されます．

BVM は，「誰でも使える気分になる」「一切換気できていなくても延々と換気動作をできる」デバイスです．そして，BVM は複数のバルブを有する複雑な構造であるため，酸素流量を 10L/分以上に増やしてもその効果を得ることはできません**図3**．バッグを押し込んでいるときも，余剰酸素は「BVM のお尻から」排気されます．フリーフロー酸素が流れない特性があると表現します（ややオタクな話なので興味ある読者は拙著[13]を参考にしてください）．BVM 換気によって患者の胸郭は全く動いていないのに，換気をうまくできていないことを手技者が自覚していないシーンは多いです．

筆者はどうしたらこの状況を打破できるのだろうと考え続けてきました．そしてたどりついた，「誰でもうまく換気できるで～」と周囲に啓蒙する筆者のスペシャルエアウェイ管理「流量計ふりきり法」を紹介します．

ハイフローセラピーでなくても気軽に高流量酸素投与はできる

上限 60L/分といった超高流量の空気-酸素ブレンダーは，ハイフローセラピーのために開発されたことを紹介しました (➡ p.14)．通常配備される酸素流量計の上限はフロート式・ダイアル式を問わず 10～15L/分です．鼻カニューラを用いて apneic oxygenation の効果を検証した試験の酸素流量が 15L/分であったのは (➡ p.83)，単にそれが上限であったからであろうと考えます．

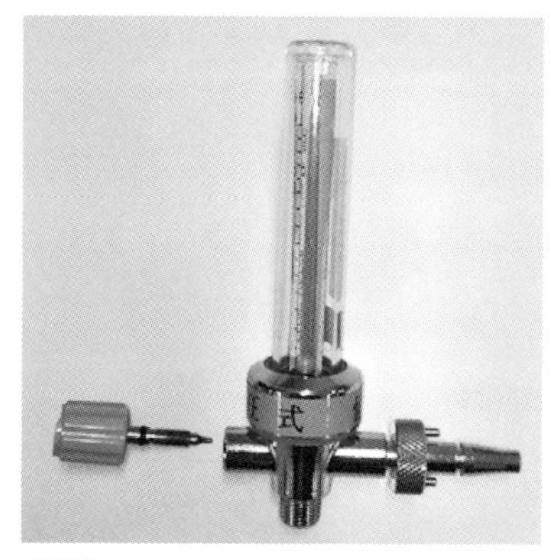

図4 フロート式酸素流量計
流量つまみはネジであり抜ける．

通常のフロート式酸素流量計のつまみを流量上限に達しても無視してさらに回転させてみましょう．筆者は，精密流量計を接続して検証したことがあります．上限を無視して数周回しゴーという音がするところで流量 30～40L/分に達します．さらにかなりしつこくつまみを回すと最終的にネジがはずれます **図4**．この時の流量が 70～80L/分です．平時に試してみてください．はずれても，ネジが激しく飛ぶような状況にはなりません．

流量計ふりきり法

先に BVM を「誰でも使える気分になる」デバイスであると酷評しました．

ジャクソンリース回路によるマスク換気は，有効に換気できないときバッグが虚脱するので，換気ができていないことが周囲の医療者も一目瞭然でわかります図5．手技者は屈辱すら感じます．顔とマスクの隙間からのリークに用手換気は弱いです．一方，ジャクソンリース回路は単純な構造なので超高流量が可能です．

ジャクソンリース回路とフロート式酸素流量計を組みあわせたマスク換気を筆者は好みます．そして，換気困難時に流量計ふりきり法を用います．

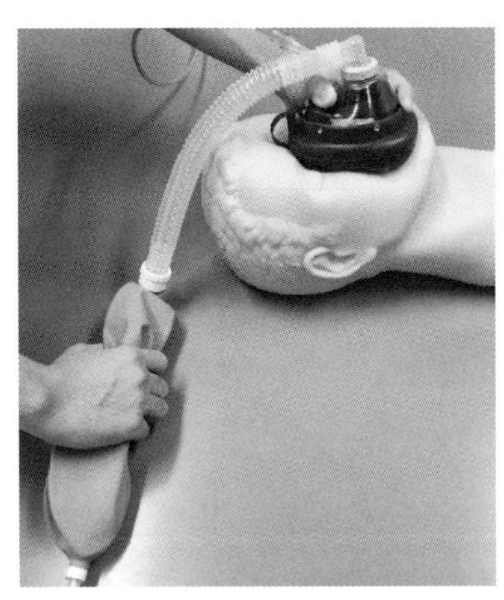

図5 ジャクソンリース回路による換気においてリークが多いとバッグが虚脱する

流量計ふりきり法とは，マスクと患者顔面とのフィッティングが悪いときに，酸素流量を多くすることによって（リーク量を酸素流量が上回ることによって），用手的マスク換気を可能とする方法です．具体的には，バッグが虚脱するとき，フロート式流量計のつまみを先に書いたように数周ふりきります．患者の頬がこけていることによりリークが多くても，ARDSによって患者の肺が硬くても（コンプライアンスが低くても），さすがに30～40L/分以上流量があれば換気できます．

ぜひ，読者は試してみてください．相当マスクと顔面に隙間があっても換気できることに驚くはずです．また，加湿能力を無視すれば（短時間加湿がないことを許容するのであれば），流量計ふりきり法と鼻カニューラを組みあわせることで高流量apneic oxygenation（筆者はローコストapneic oxygenationと命名）を実現できます．

リークが多い状況以外においても有用です．

例えば，マスク換気時のフィッティングが良好であっても，

- 完全閉塞には至っていないが気道が相当狭窄しているときの挿管前のマスク換気
- 超肥満患者の挿管前のマスク換気

などにおいてはパワー（圧力）が必要です．そして最低限であっても患者体内に酸素を供給できるかどうかが，勝負を決めます．

ただし，裏技はその欠点も含めて理解しなければなりません．流量計ふ

りきり法⇒挿管に成功⇒ジャクソンリース回路に急いで接続　すると，すごい流量が流れているのでバッグがスイカのように大きくなり肺への圧がかかります．ジャクソンリース回路につなぐ前に流量を下げる or 別のBVMなりジャクソンリース回路を用意する対応が必要です．

高度肥満患者挿管におけるドタバタ経験

体重 145kg の急性呼吸障害若年患者（ハイフローセラピー使用中）に挿管，人工呼吸管理が予定された．挿管困難が予想されたため，ハイフローセラピーをそのまま apneic oxygenation（酸素濃度 100%，流量 50L/分）とし併用しながら挿管することとなった．体位は ramp position とした．若年であり awake intubation（意識を残したまま挿管）は難しいと判断，プロポフォールを 5mL 注入した（筋弛緩薬は不使用）．SaO_2 があっという間に 80% 以下に低下した．陽圧換気が必要であると判断し，apneic oxygenation を継続したまま流量計ふりきり法によるジャクソンリース換気を開始した．しかし，プロング回路径のためマスクの患者顔へ全く圧着できず **図6**，流量計ふりきり法によっても換気ができなかった．プロングを外してジャクソンリース回路による流量計ふりきり法と二人法（マスク保持と換気を別手技者が行う）によってなんとか換気ができるようになった．その後挿管に成功した．

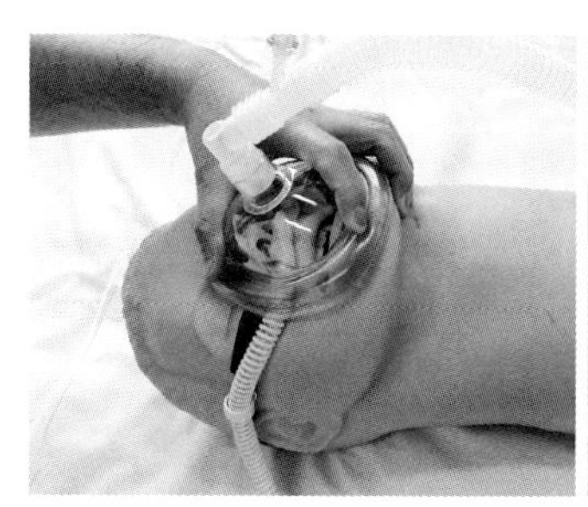
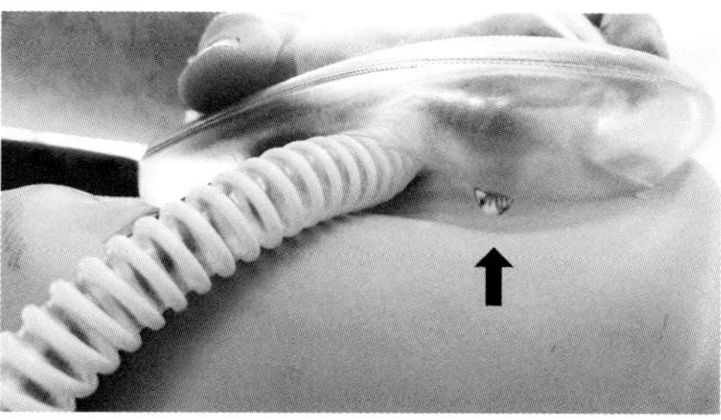

図6　太いプロングがあるとマスク換気はできなかった
左）プロングの上にマスクを圧着したイメージ
右）太いプロングの上からのマスク換気では大きな隙間（矢印）が生じる

「肥満患者に鎮静薬や筋弛緩薬投与後は相当な換気圧が必要」ルールがあります．心の準備が必要です．まさに，該当する症例であり慎重に対応したつもりだったのですが，危機的な状況に陥りました．高度肥満に対して apneic oxygenation は無駄とは言いませんが多くを期待すべきではないと改めて感じました．

従来，こういった高度肥満患者に対して NPPV で preoxygenation するテクニックが語られてきました[10,11]．ハイフローセラピーに比して高PEEPが可能です．ただし，挿管直前までNPPVによるpreoxygenation，挿管作業中ハイフローセラピーによるapneic oxygenationとなると相当煩雑な業務となります．

ローコストapneic oxygenationでよいのでは？

先の症例はハイフローセラピー機器を使用中であったこともあり，ハイフローセラピー用プロング（Optiflow™）を継続使用しました．プロングのコストは3,000円程度です．挿管時のapneic oxygenationのためだけに，わざわざハイフローセラピー専用機を使用すると15,000～20,000円程度コストがかかります．用手換気をするとき，プロングをはずさなければなりません．

挿管時のapneic oxygenationは順調であればわずか5分の出番です．そのために本格的なハイフローセラピーをルーチンで行うことは手間とコストの両面から不適ではないかと考えます．Apneic oxygenation利用の心理的閾値も上がります．

挿管補助目的のapneic oxygenationは，通常の鼻カニューラ（400円程度）＋フロート式酸素流量計（流量計ふりきり法）を用いたローコストapneic oxygenationでよいのではないでしょうか．通常の鼻カニューラ程度の径であれば，流量計ふりきり法によりリークを乗り越えることができることを確認しました．

10分程度であれば患者は酸素流量15L/分の鼻カニューラによる不快感に耐えられるとされます[14]．

挿管困難が予想される患者・低酸素リスクが高いと思われる高度肥満や呼吸障害患者の気管挿管において，筆者のICUやERにおける最大準備体制は以下のとおりです．フロート式酸素流量計は2個必要であり，二股アウトレットを要するかもしれません．

ローコストapneic oxygenation

フロート式酸素流量計①を鼻カニューラに接続し，挿管数分前に15L/分で開始する．鎮静薬を投与するタイミングで流量計のダイアルをふりきり40～50L/分程度の流量とする．

酸素流量計ふりきり法でジャクソンリース回路使用

フロート式酸素流量計②を，マスクをつけたジャクソンリース回路に接続する．挿管数分前に，酸素流量10～15L/分程度で自発呼吸換気あるいは，用手換気（高圧が必要な場合はダイアルをふりきる）しpreoxygenationを行う．

挿管がうまくいかず，用手換気をせざるを得なくなったとき

フロート式酸素流量計②のダイアルをふりきり40～50L/分程度の流量でジャクソンリース換気をする．マスクを患者顔に圧着する係とバッグを加圧する係を分ける（二人法）．

多くの病院においてダイアル式酸素流量計に移行しつつあり，流量上限10～15L/分のフロート式酸素流量計が余りつつあるので，本chapterにおいてはそのような“従来型”フロート式酸素流量計の活用を想定しました．

酸素流量5～35L/分であるフロート式酸素流量計〔セフティフローP-312，12,000円（税抜），小池メディカル〕があります（P-312も振り切ることにより35L/分以上の酸素供給が可能です）．また，Fisher & Paykel社よりOEM販売されているセフティフローP-319〔19,500円（税抜）〕であれば上限60L/分です．振りきりなどという曖昧な設定が許せない読者はセフティフローP-312やP-319を活用してはいかがでしょうか．筆者も移行しつつあります．

【参考文献】

1）Lyons C, Callaghan M. Uses and mechanisms of apnoeic oxygenation: a narrative review. Anaesthesia. 2019; 74: 497-507.
2）Wong DT, Yee AJ, Leong SM, et al. The effectiveness of apneic oxygenation during tracheal intubation in various clinical settings: a narrative review. Can J Anaesth. 2017; 64: 416-27.
3）Drummond GB, Park GR. Arterial oxygen saturation before intubation of the trachea — an assessment of techniques. Br J Anaesth. 1984; 56: 987-9.
4）Baraka AS, Taha SK, Aouad MT, et al. Preoxygenation: comparison of maximal breathing and tidal volume breathing techniques. Anesthesiology. 1999; 91: 612-6.
5）Altermatt FR, Muñoz HR, Delfino AE, et al. Pre-oxygenation in the obese patient: effects of position on tolerance to apnoea. Br J Anaesth. 2005; 95: 706-9.
6）Dixon BJ, Dixon JB, Carden JR, et al. Preoxygenation is more effective

in the 25 degrees head-up position than in the supine position in severely obese patients: a randomized controlled study. Anesthesiology. 2005; 102: 1110-5.
7) Rudlof B, Hohenhorst W. Use of apneic oxygenation for the performance of pan-endoscopy. Otolaryngol Head Neck Surg. 2013; 149: 235-9.
8) De Jong A, Monet C, Jaber S. Apnoeic oxygenation for intubation-where is the evidence? ICU Management & Practice. 2021; 3: 138-40. https://healthmanagement.org/c/icu/issuearticle/apnoeic-oxygenation-for-intubation-where-is-the-evidence（最終閲覧 2022 年 7 月 7 日）
9) Frumin MJ, Epstein RM, Cohen G. Apneic oxygenation in man. Anesthesiology. 1959; 20: 789-98.
10) Mosier JM, Hypes CD, Sakles JC. Understanding preoxygenation and apneic oxygenation during intubation in the critically ill. Intensive Care Med. 2017; 43: 226-8.
11) Binks MJ, Holyoak RS, Melhuish TM, et al. Apnoeic oxygenation during intubation in the intensive care unit: a systematic review and meta-analysis. Heart Lung. 2017; 46: 452-7.
12) Sakles JC, Mosier JM, Patanwala AE, et al. First pass success without hypoxemia is increased with the use of apneic oxygenation during rapid sequence intubation in the emergency department. Acad Emerg Med. 2016; 23: 703-10.
13) 小尾口邦彦．ER・ICU 診療を深める 1 救急集中治療医の頭の中 Ver.2．中外医学社；2016.
14) Brainard A, Chuang D, Zeng I, et al. A randomized trial on subject tolerance and the adverse effects associated with higher- versus lower-flow oxygen through a standard nasal cannula. Ann Emerg Med. 2015; 65: 356-61.

NPPVとCOPDを復習しNPPVがCOPDを得意とする理由とARDSを苦手?とする理由を知る

ハイフローセラピーを使いこなすには，ライバルNPPVを知る必要があります．NPPVについて復習してみましょう．

NPPVにはNPPV用人工呼吸器を使う方式と，汎用人工呼吸器を使用する方式があります．

汎用人工呼吸器を用いたNPPV（ダブルブランチ）

一般的な侵襲的人工呼吸は，挿管チューブに吸気管と呼気管の2本がついたY字回路です．ダブルブランチ（二本枝）と表現します．汎用人工呼吸器を用いたNPPVは，同様であり挿管チューブの代わりにマスクを使用します．

吸気管と呼気管の人工呼吸器接続部それぞれに吸気弁と呼気弁があります．

吸気 吸気弁を開け呼気弁を閉じると患者肺にエアが押し込まれます．

呼気 吸気弁を閉じ呼気弁を開けると患者肺からエアが放出されます．

要は，肺をふくらませたいときは入口開・出口閉，肺をしぼめたいときは入口閉・出口開とするだけです．

NPPV用人工呼吸器（シングルブランチ）

NPPV用人工呼吸器はV60（フィリップス）がメジャーです．人工呼吸器本体からマスクへ送気管が1本あるのみです．シングルブランチ（一本枝）と表現します．

なぜシングルブランチで人工呼吸をできるかは押さえておきたいです．

NPPV用人工呼吸器（厳密にはパッシブ型）において極小の孔（呼気

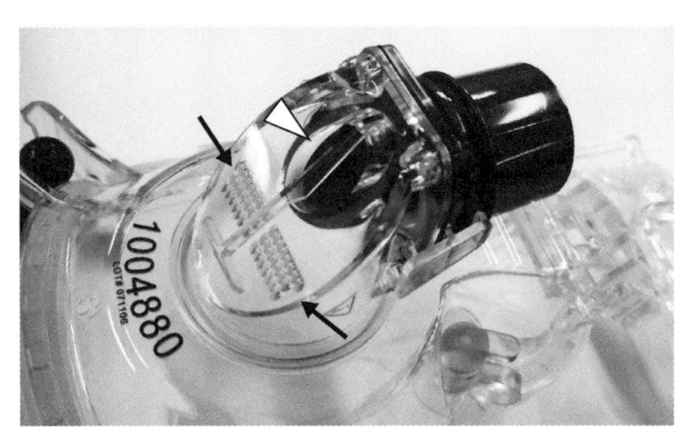

図1 呼気ポート付マスク
→: 小さな多数の孔が呼気ポート, ▷: 人工呼吸器が故障により停止したとき患者が窒息しないためのベント. 送気がないとき開放される.

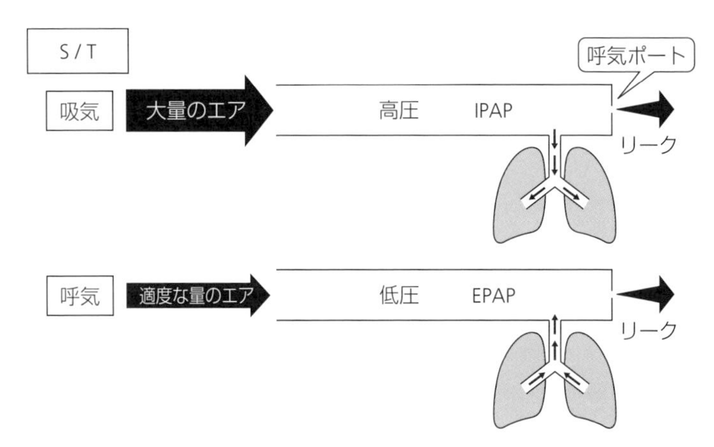

図2 NPPV S/T モードの換気方法
(文献1より引用)

ポート) をもつマスク (または呼気ポート付吸気回路の使用がマストです 図1. そして呼気弁をもちません. NPPV 用人工呼吸器はブローワーと呼ばれる強力な送風機をもち, 風量を変えることで換気します 図2.

吸気 ブローワーの回転数を上げ大量のエアを流すと送気管内の圧が高まり患者肺にエアが押し込まれます.

吸気 ブローワーの回転数を下げ少量のエアを流すと送気管内の圧が下がります. 患者肺からエアが放出されます.

常にリークがあることがポイントでありインテンショナルリーク（intentional leak：意図的なリーク）と呼びます．

呼気ポート付マスクと呼気ポートなしマスク

NPPV用人工呼吸器において，呼気ポート付マスクの使用はマストです．呼気ポートがないと患者は息を吐くことができず窒息します．一方，汎用人工呼吸器を用いてNPPVを行うとき，呼気ポート付マスクであると不要なリークが生じるので，呼気ポートなしマスクを使用します．

「NPPV用人工呼吸器だから呼気ポート付マスクを使用しよう」「今回は汎用人工呼吸器によるNPPVだから呼気ポートなしマスクだ」など，多くの医療スタッフ全員に徹底できるわけがありません．全国でトラブルが起こり「汎用人工呼吸器のNPPVモードを使用せず，NPPVはNPPV用人工呼吸器のみを使用」「病院や病棟ごとに，NPPV用人工呼吸器or汎用人工呼吸器によるNPPVのどちらかに統一」といった運用が勧められています．

NPPV用人工呼吸器が汎用人工呼吸器NPPVモードより優れるとされた理由

- NPPV用人工呼吸器は，マスクにおいて回路圧をモニタリングするのに対して，汎用人工呼吸器は本体でモニタリングします（厳密にはNPPV用人工呼吸器においても本体で圧を測定する方式はあります）．患者に近い部位で圧をモニタリングするほうが自発呼吸への追従性に優れる　と言われてきました．
- NPPV用人工呼吸器のほうが患者は息を吐きやすいと言われてきました．NPPV用人工呼吸器であればマスク付近の呼気ポートから息を吐くので，言わば「患者から息を吐く場所まで短距離」です．それに対して，汎用人工呼吸器は本体の呼気弁から息を吐くので，「患者から息を吐く場所まで長距離」です．相当距離があるところへ息を吐かなければなりません．読者が先端に抵抗がある1.5mのホースを加えて息を吐くことを想像してください．苦しいですよね．

COVID-19禍において，呼気ポートからのエアの室内への放出がNPPV用人工呼吸器への逆風となりました．すなわち汎用人工呼吸器によるNPPVであれば呼気弁にフィルターをつけることで対応ができるのに対して，NPPV 用人工呼吸器においてはかなり環境汚染を生じます．海外は国によってはCOVID-19 急性呼吸障害に対してNPPV をかなり使用したとされるのですが，日本においてNPPV は「蚊帳の外」であったのではないでしょうか．ハイフローセラピーは，COVID-19 禍初期においてごく短期間忌避されましたが，サージカルマスクを併用し，むしろ積極的に活用されたデバイスとなりました．

NPPV の適応疾患

強いエビデンスがありNPPV の絶対適応と言える4 疾患が 表1左 です．表1右 は中等度のエビデンスです．ハイフローセラピー登場前，4 疾患を特に意識してNPPV が使用されました．筆者は研修医に「4 疾患を覚えよう」と指導しました．最新の海外NPPV ガイドライン[2] において「免疫不全に伴う急性呼吸障害」は，「NPPV を考慮される疾患」に格下げされました．FLORALI 試験（➡ p.109）結果がNPPV に否定的であったことや，近年報告された免疫不全患者の大規模試験の事後解析[3] において，挿管回避と生存率の両方において効果を示せなかったことによります．また，単純に「免疫不全に伴う急性呼吸障害にNPPV はよい」ではなく，ICU における厳密なモニタリングと侵襲的人工呼吸に迅速に移行できる体制が必須とされました[2]．

ハイフローセラピーが登場し，NPPV の地位は大きく揺らぐこととなりました．NPPV とハイフローセラピーの大きな違いは以下の3 点です．

表1 NPPV の適応

推奨される疾患	考慮される疾患
COPD 急性増悪○	挿管拒否
心原性肺水腫△	緩和手段としての終末期使用
免疫不全に伴う急性呼吸障害	COPD，心不全の抜管失敗予防○
COPD 患者の侵襲的人工呼吸離脱後の支援○	COPD の市中肺炎○
	術後呼吸障害の治療と予防
	喘息における急性増悪予防

○：筆者がハイフローセラピーに比してNPPV が優位であると考える疾患
△：筆者がハイフローセラピーに比してNPPV が優位であることがあると考える疾患
（参考：文献4）

JCOPY 498-13056

① NPPVはハイフローセラピーより高いPEEPを使用できる．
② NPPVは換気能力をもつ．ハイフローセラピーは解剖学的死腔の洗い流しによる実質的な軽度換気能力をもつ（➡ p.4）．
③ NPPVは忍容性が著しく低く，ハイフローセラピーは忍容性が良好である．

結局，NPPVは①において優位であるものの「マスクのフィッティングが良好であれば」という条件付きであり，②においてハイフローセラピーの解剖学的死腔の洗い流し効果は導入当初より大きいと考えられるようになり，③の差は著しいです．よって，NPPVの適応疾患 **表1** の中で，ハイフローセラピーが優先的に使われる疾患が大半となりました．

その中で，COPDはNPPVの聖域と呼べる疾患です．COPDについて復習しましょう．

COPDの定義
タバコ煙を主とする有害物質を長期に吸入曝露することなどにより生ずる肺疾患であり，呼吸機能検査で気流閉塞を示す．気流閉塞は末梢気道病変と気腫性病変がさまざまな割合で複合的に関与し起こる．臨床的には徐々に進行する労作時の呼吸困難や慢性の咳・痰を示すが，これらの症状に乏しいこともある．
[引用：日本呼吸器学会COPDガイドライン第5版作成委員会．COPD（慢性閉塞性肺疾患）診断と治療のためのガイドライン2018 第5版[5]]

COPD患者はなぜ息をうまく吐けないか？をシンプルに理解しよう

工場夜景クルーズからの学び
数年前，筆者は工場夜景クルーズへ参加しました．重化学工業コンビナートの夜景イルミネーションを船上から見学するツアーです．不夜城のように輝くイルミネーション，突如炎を上げる煙突…おすすめです．
案内人「タンクに入っている物を推理できるんですよ．**図3右** は，低圧タンクなので液体ですね．**図3左** は高圧タンクなので圧縮ガスか液化ガスですね．」

高圧に耐えるためには球形構造でなければならないので，球形タンク＝高圧タンク，円柱状タンク＝低圧タンクであったのですね **図3**．円柱構造は「弱い」のです．

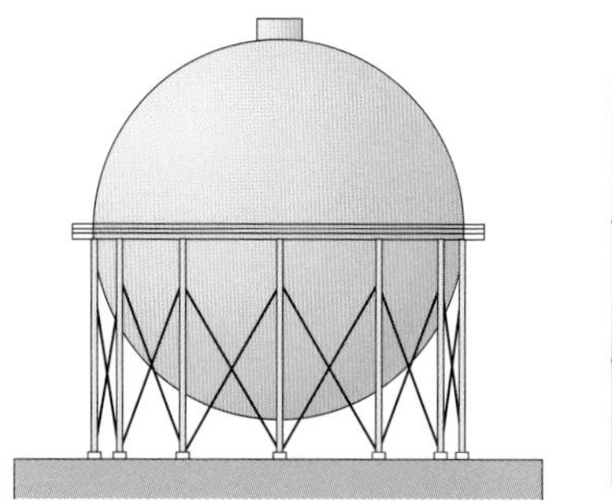
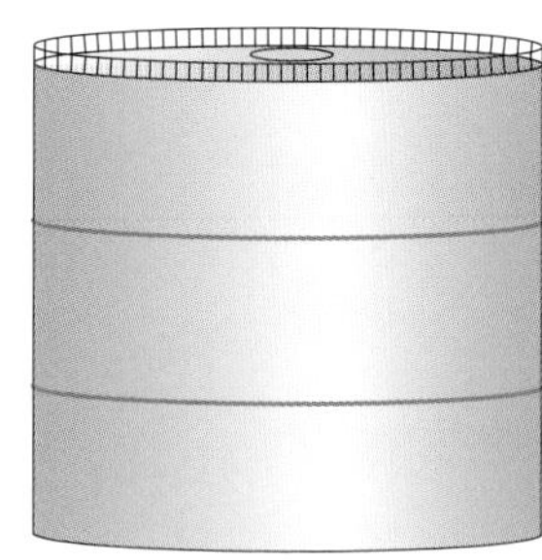

図3 タンクの形状をみれば何が入っているか推理できる

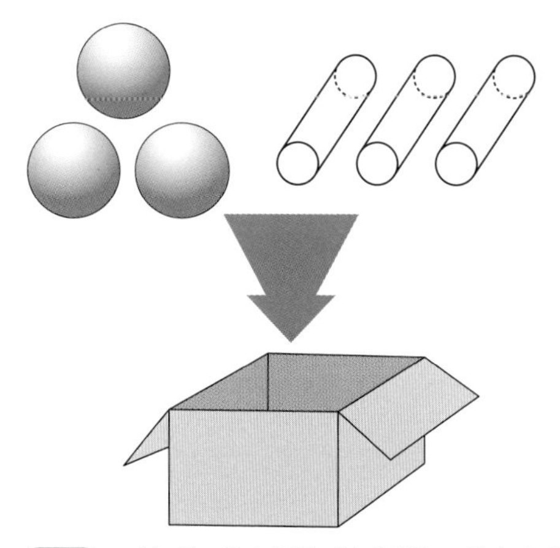

図4 ゴムボールと円柱ゴムを箱につめたら？

箱に，ゴムボールと，ゴム素材の円柱をギューギューに入れたらどうなるでしょうか？　ボールは容易にはつぶれません．円柱ゴムが変形するであろうことは想像に難くありません **図4**.

COPD の解剖学的問題を復習しましょう．

サラッと「肺胞壁の脆弱化」「末梢気道の狭小化・脆弱化」と解説されがちです **図5**.

胸郭内に肺胞や気道が詰め込まれているわけですが，肺胞壁の脆弱化⇒肺胞の過膨張　はよく理解されています．胸郭はスペースが限られており，胸郭内の圧が上がったとき，肺胞というボールは丈夫であり球形を保

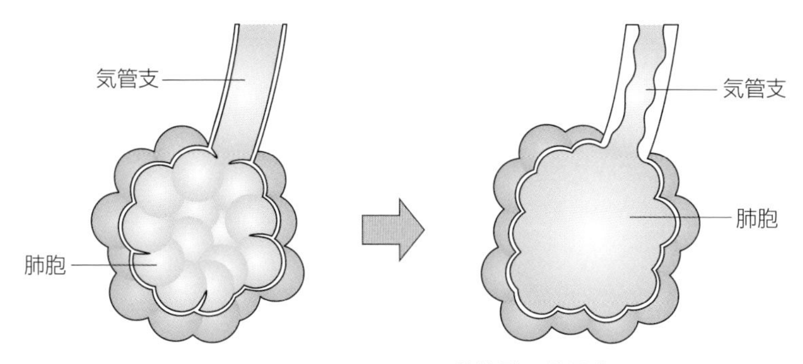

図5　正常肺胞構造と COPD 肺胞構造

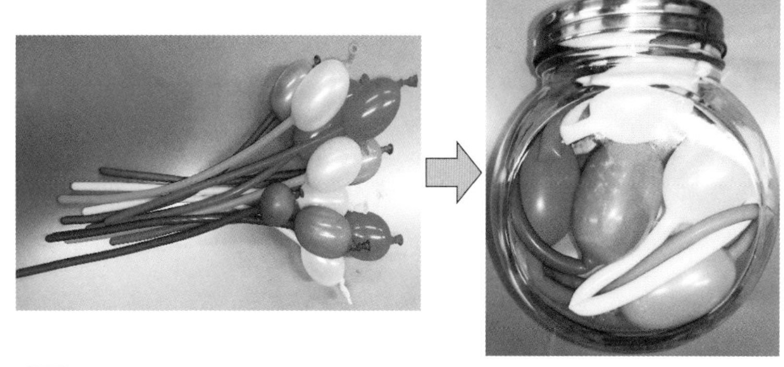

図6　風船による呼出障害のイメージ

左：中途半端に膨らました 100 均ショップで購入した風船.
右：ガラス瓶に左写真の風船をギューギューに詰め込んだ. 球状構造は全くつぶれず，円柱構造が潰れ，あるいは折れている.

ち続けます. 犠牲となるのは末梢気道です. 円柱構造であるので弱いのでつぶれます. すなわち,「息を吐くことが難しくなる」＝「呼出障害」です.

肺胞壁も末梢気道も同じく「脆弱化」するのですが,「表現型」は正反対になります.

研修医教育においては, 風船によるイメージ写真を利用しています 図6. まあ, これはあくまでイメージです.

Auto PEEP（内因性 PEEP）

まだまだ知名度が低いですが，人工呼吸に関わる者は必ず理解しなければならない言葉です．

人工呼吸の大切な原則として「肺に送りこんだエアを全部出してから，次の呼吸（吸気）に移らなければならない」があります．通常の肺であればエアを出すことはたやすいです．風船の口を開放するとあっという間にしぼむイメージです．一方，喘息や COPD といった病態においては，呼気時に胸腔内圧が上昇したとき，肺胞が虚脱するより先に肺胞手前の末梢気道がつぶれます．よって息を十分吐くことができず，肺胞内にエアが残ります．紙袋をつぶすイメージです．このように呼気終末においても肺胞に陽圧が残る現象をエアトラッピング，それにより生じる圧を auto PEEP とよびます．

外科手術後など挿管された COPD 患者（COPD の増悪なし）に侵襲的人工呼吸（挿管を伴う人工呼吸）を行うとき，換気回数を 20 回/分程度以上に設定すると，容易に auto PEEP が発生することに驚きます．まして，COPD が増悪したらさらに発生しやすい状況となります．

Auto PEEP は人工呼吸中に発生するだけではなく，COPD や喘息の患者の呼吸状態が悪くなり頻呼吸となると発生します．その状態に，不適切な人工呼吸を施すと，患者を助けるはずの人工呼吸によって呼吸状態を著しく悪化させることとなります．

Counter PEEP の重要性

COPD により，肺胞は過膨張し末梢気道は肺胞によってつぶされることを解説しました．そして，肺胞の過膨張により肺胞内にたまった圧を auto PEEP と呼称します．

末梢気道を開けるためには？　気道内部に対抗する圧をかければよいです．PEEP が重要です．Auto PEEP に対抗（カウンター）するので counter（カウンター） PEEP と呼びます．

例えば，地震があり，ある村に通じる唯一のトンネルが崩落したとします．その村の被災状況を知り，支援物質のやりとりをするには，トンネルの復旧が必要です．

同様に，counter PEEP の意味は 2 つあります．

- 末梢気道を開通させることにより肺胞内にたまった圧をリリースさせ肺胞の過膨張を軽減する．
- 末梢気道を開通させることによりはじめて肺胞内の圧情報が人工呼吸器に伝えられ適切な換気につながる．

必要な counter PEEP 量

重症 ARDS においては PEEP 15cmH_2O といった管理は珍しくありません．重症 COPD 管理において，そこまでの圧は通常必要としません．

- 肺胞にたまった圧をリリースするためには末梢気道が少しでも開放されることが重要である．
- そもそも COPD は肺胞の過膨張が主病態であり，末梢気道が完全開通しイケイケとなりすぎると肺胞の過膨張が増強される可能性がある．

よって，重症 COPD 管理で用いられる PEEP は 4～8cmH_2O 程度であることが多いです．

読者自身が COPD 増悪患者になったと仮定し，想像してみよう

普段から在宅酸素療法・鼻カニューラによる酸素投与を欠かせないもののそれなりに対処し生きています．

ある日，息を吐くのがさらに苦しくなりました．なんとかがんばって息を吐きます．

翌日，さらに苦しくなりました．翌々日，朦朧（もうろう）とするようになり妻が救急車をよびました．

COPD 増悪

以前は COPD 急性増悪と呼称されましたが，近年，COPD 増悪とよばれるほうが多いです．

呼吸運動のメインエンジンは？　もちろん横隔膜です **図7**．そして，うまく息を吐くことができない状況の極致である COPD 増悪時には，肺が過膨張し横隔膜の低位・平坦化がみられます **図8**．横隔膜は上下してはじめて機能を発揮します．フラットな横隔膜は「使い物にならず」，肋間筋・胸鎖乳突筋など補助呼吸筋を酷使せざるを得ません．

読者が細いストローをくわえ，それを通じてのみの呼吸を強いられた状況を想像してください．元気な読者であっても 1 時間もがんばれないの

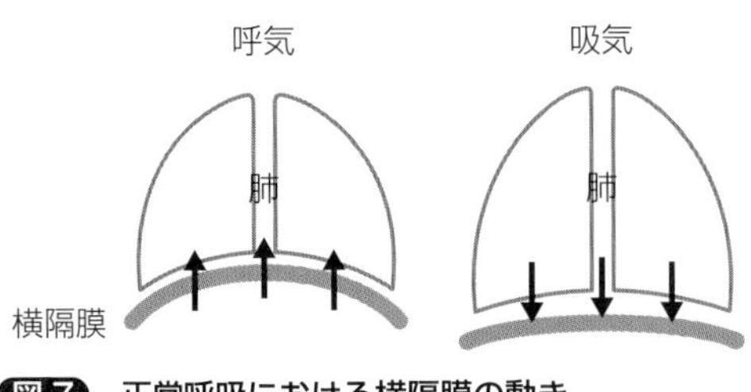

図7 正常呼吸における横隔膜の動き
吸気時においても横隔膜はフラットではない.

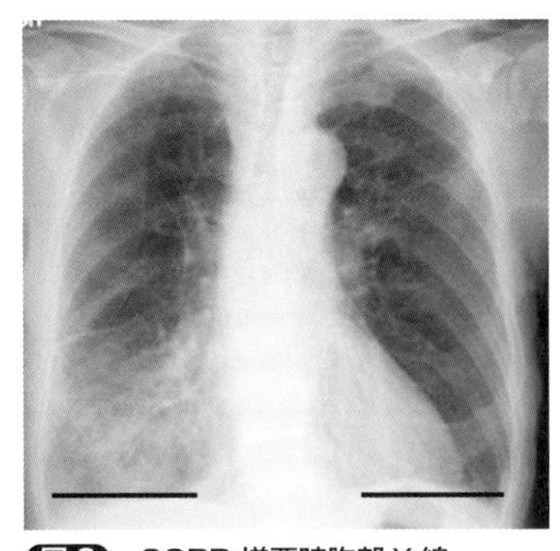

図8 COPD 増悪時胸部 X 線
横隔膜の低位・平坦化初見がある.

ではないでしょうか．COPD 増悪の多くは，数日の経過で悪くなります．その間，COPD 患者は呼吸筋・呼吸補助筋のすべてを動員して気道閉塞と戦います．医療機関にたどりついたとき，呼吸筋・呼吸補助筋は疲れきっています．だからこそ，人工呼吸により呼吸筋をしっかり休ませることが重要なのです．日々休まず働くことを前提とした呼吸筋は，本来疲労に強いはずであり，数日サポートすればモリモリ回復するケースが多いです．

よって，COPD 増悪時の NPPV には，2 大役割が重視されます．

- しっかり気道を開き息を吐けるようにする⇒ PEEP
- 患者の自発呼吸にあわせて換気することにより，呼吸筋疲労からの回復を促す⇒ S/T モード

ハイフローセラピーは，NPPV ほどの PEEP を作ることはできず，人工呼吸器ではないので換気能力はないです．よって，COPD を合併する呼吸障害に対して，NPPV の優位が残ると考えられています．

国際敗血症診療ガイドライン 2012[6)]
NIV の利益を慎重に考慮され利益がリスクを上回るとき，敗血症性 ARDS 患者の一部において NIV が使用されるべきである（grade 2B）．

国際敗血症診療ガイドライン 2016[7)]
敗血症性 ARDS 患者に対しての NIV の使用の推奨を行わない（推奨度やエビデンスレベルの記載なし）．
（筆者注：賛成 or 反対のいずれの立場もとらないの意）

NPPV は NIV（noninvasive ventilation：非侵襲的換気）とも表現されます．挿管を伴う人工呼吸は，挿管や鎮静薬投与することが侵襲的であるので invasive ventilation と表現されることに対しての用語です．

JCOPY 498-13056

解説（抜粋）

NIVは，良好なコミュニケーションが保たれること，鎮静を減らせること，挿管を避けることができるので，敗血症性ARDS患者に対して理論的上有効である．しかし，NIVによって，適切なPEEPと低容量換気を行うことは不可能かもしれない．また，NIVの比較的短期である心原性肺水腫やCOPD増悪といった適応とは対照的に，ARDSはしばしば数日から数週改善に時間を要し，NIVの長期使用は顔面の皮膚の損傷，不十分な栄養，呼吸筋を休ませることができないなどの合併症につながるかもしれない．（中略）ARDS患者にNIVを使用するのであれば1回換気量を厳密にモニタリングすることを提案する．

国際敗血症診療ガイドライン2021[8]

- 敗血症による低酸素性呼吸障害成人患者に対して，NIVよりハイフローセラピーの使用を提案する（弱い推奨，低エビデンスレベル）．
- 敗血症による低酸素性呼吸障害成人患者に対して，侵襲的人工呼吸に比較してNIVの使用を推奨する十分なエビデンスはない．

敗血症性ARDSへのNPPVの意義

国際敗血症診療ガイドライン2012は，「軽症ARDSならNPPVを使ってもいいのでは」という姿勢でした．その後，後退が続きます．

2016年のガイドラインにおいては推奨の判断自体が保留となりました．もともと小さな2つのRCT（ランダム化比較試験）においてNPPVの有用性が示されていただけだったのですが，比較的規模が大きいFLORALI試験（n=310，➡p.109）において，通常の酸素療法群・ハイフローセラピー群に比してNPPV群が最も予後が悪かったことから，推奨が変更されたようです．さらに，2021年のガイドラインにおいて，ハイフローセラピーの後塵を拝し，「あえて重症呼吸障害にNPPVを使うのですか？」ともとれる記載となりました．

ARDSの呼吸管理の要諦，すなわち肺保護換気は，低容量換気・適切なPEEPです．必要とするPEEP **表2** は酸素濃度に応じて高くなり，例えば酸素濃度80%であれば14cmH_2OものPEEP設定をしなければなりません．例えばV60ベンチレータはEPAP 25cmH_2Oまで設定することができるというものの，NPPVによる達成は現実的ではありません．

また，侵襲的人工呼吸（挿管を伴う一般的な人工呼吸）において，低容量換気を達成したくても，患者の過大な自発呼吸に悩まされることは少なくありません．それもあって，以前はARDSに対しての人工呼吸と言えば，「自発呼吸を温存しましょう」が人工呼吸器セミナーの決まり文句でしたが，近年「自発呼吸の害」が言われ，重症 ARDS に対しては時間を限定して筋弛緩薬を使用する考えが広まりました．通常，筋弛緩薬使用の前に鎮静薬を増量し，なんとか「暴れる自発呼吸」を鎮めようと努力します．

NPPV は，意識を保つことが原則であり，鎮静薬を投与したとしても最小限にしなければならず，暴れる自発呼吸を抑えることはできません．侵襲的人工呼吸以上に，低容量換気を達成できず苦労することになりがちです．それが，理論と実臨床の乖離（かいり）につながりガイドラインの推奨変更につながったと思われます．また，NPPV 機器に表示される換気量をしっかり観察し，過大な換気量となっていないか観察する必要があります．実際，先の国際敗血症診療ガイドライン 2021 の解説文において，敗血症による低酸素性呼吸障害成人患者に対して NPPV を使用するのであれば，呼吸仕事量が早期に軽減されているかと，1 回換気量をしっかりモニタリングすることを提案する　とされました．

表 2　F_IO_2 と PEEP の対応表

F_IO_2	0.3	0.4	0.5	0.6	0.7	0.8	0.9	1.0
PEEP	5	5〜8	8〜10	10	10〜14	14	14〜18	18〜24

ARDS network の研究における低い PEEP 群．高い PEEP 群においてはさらに高い圧設定がなされる．

COPD と ARDS の人工呼吸管理の違いを考える

まずは，肺傷害の代表格，ARDS を通して肺保護換気の復習をしましょう．

低容量換気

ARDS の典型的な画像で考えましょう **図9**．ARDSと言っても，肺のすべてが傷害を受けているものではありません．傷害を受けている肺胞もあれば保たれている肺胞もあります．

傷害部分は硬いです．正常な部分は軟らかいです．普段と同じ 1 回換気量で換気をすると…傷害部分は硬いのでほとんど膨らみません．1回換気量の大半が正常な部分に流入します．正常肺は過伸展します．傷害部分はしぼんだまま，正常肺まで傷つくという最悪な状況に陥ります．

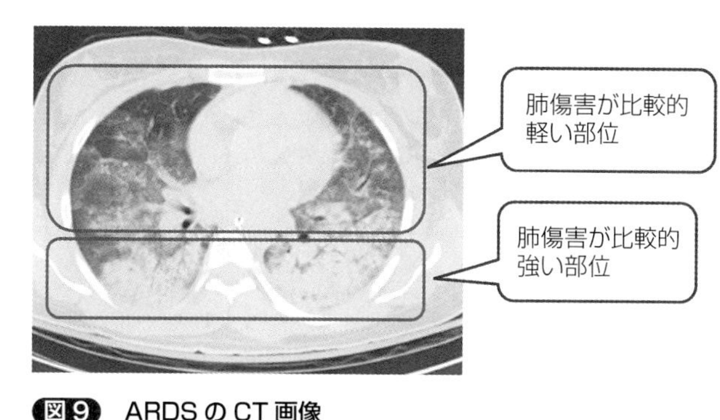

図9　ARDSのCT画像
不均一に病変があるケースが多い．

正常な肺胞が過伸展することを防ぐために，1回換気量を制限します．通常の人工呼吸においては1回換気量を8～10mL/kg（理想体重）に設定しますが（8mL/kgが一般的）ARDSにおいては6mL/kgから開始し，プラトー圧（肺胞にかかる圧）≦30cmH_2Oになるように，さらに1回換気量を減少させます．

High PEEP

風船を膨らますとき，いつが大変だったでしょうか？　始めですよね．一旦ある程度膨らめば，以後は簡単に膨らみます．肺胞においても虚脱させないことが大切です．

ARDSの傷害された肺胞は風船のゴムがおそろしく厚くなった状態に例えることができます．正常な肺胞でも一旦，虚脱したら膨らますのにエネルギーを要しますが，傷害された肺胞はさらにエネルギーを要します．一旦縮めば二度と膨らまないかもしれません．

よって，呼気において肺を虚脱させないためにPEEPをしっかりかけることが重視されます．ARDSの重症度に応じて高いPEEPが必要となります．単純化するために，重症であるほど高い酸素濃度に設定されていると考え，酸素濃度に応じてPEEPを設定します **表2**．

「肺保護換気の要諦は，低容量換気とhigh PEEPである」ことはしっかり理解しましょう．

重症 COPD の換気においても，換気量と PEEP の設定に注意が必要ですが，ARDS のそれとは「全く違う」理由によるものです．

重症 COPD の 1 回換気量設定

ARDS に対しての低容量換気の目的は，機能が残った健康肺部分を過膨張から守ることです．

重症 COPD の多くは，すでに過膨張となっており，さらに過大な 1 回換気量を設定すると過膨張が助長されます．増悪した過膨張肺によって気道に圧がかかり auto PEEP をさらに起こしやすくなります．1 回換気量が大きいことは「たくさん入ったら，出るのにも時間がかかる」ことを意味し，呼気時間が長くなります．その点においても auto PEEP が起こりやすくなります．これらの意味において，大きな 1 回換気量設定は慎まなければなりません．

重症 COPD の PEEP 設定

ARDS に対しての PEEP の役割は肺の虚脱を防ぐためのものです．

重症 COPD の肺胞は虚脱どころか，むしろ過膨張しています．重症 COPD に対しての PEEP は，あくまで末梢気道の閉塞を開放するために用います．PEEP をかけすぎると，肺の過膨張につながります．よって，“ほどほどの”PEEP 設定をします．

ARDS と重症 COPD では肺保護換気の実践方法は異なる 図10

肺保護換気と言っても ARDS と COPD では全くコンセプトが違うことは読者に理解していただきたいです 図10．

もちろん COPD 患者に ARDS を合併といったケースもあります．非常に管理が難しく，そもそも NPPV による対応は不可能でしょう．

JCOPY 498-13056

ARDSの人工呼吸 vs 重症COPDの人工呼吸

ARDS		重症COPD
Low tidal volume	1回換気量	過大はよくないが ARDSほどの制限はない
増やしても 通常問題ない	換気回数	換気回数の制限重要
High PEEP重要	PEEP	ある程度のPEEPは重要だが, 過度のPEEPは害

図10　肺保護を意識したARDS vs 重症COPD人工呼吸管理

【参考文献】

1) 小尾口邦彦．こういうことだったのか!! NPPV．中外医学社；2017.
2) Rochwerg B, Brochard L, Elliott MW, et al. Official ERS/ATS clinical practice guidelines: noninvasive ventilation for acute respiratory failure. Eur Respir J. 2017; 50: 1602426.
3) Lemiale V, Mokart D, Resche-Rigon M, et al. Effect of noninvasive ventilation vs oxygen therapy on mortality among immunocompromised patients with acute respiratory failure: a randomized clinical trial. JAMA. 2015; 314: 1711-9.
4) 日本呼吸器学会NPPVガイドライン作成委員会．NPPV（非侵襲的陽圧換気療法）ガイドライン（改訂第2版）．南江堂；2015.
5) 日本呼吸器学会COPDガイドライン第5版作成委員会．COPD（慢性閉塞性肺疾患）診断と治療のためのガイドライン2018第5版．日本呼吸器学会；2018.
6) Dellinger RP, Levy MM, Rhodes A, et al. Surviving Sepsis Campaign: international guidelines for management of severe sepsis and septic shock: 2012. Crit Care Med. 2013; 41: 580-637.
7) Rhodes A, Evans LE, Alhazzani W, et al. Surviving Sepsis Campaign: international guidelines for management of sepsis and septic shock: 2016. Crit Care Med. 2017; 45: 486-552.
8) Evans L, Rhodes A, Alhazzani W, et al. Surviving Sepsis Campaign: international guidelines for management of sepsis and septic shock 2021. Crit Care Med. 2021; 49: e1063-143.

ハイフローセラピー vs NPPV

NPPV，ハイフローセラピー，侵襲的人工呼吸，従来の酸素療法を組みあわせた試験，あるいはそれらのメタ解析が近年膨大な数発表されます．筆者は率直に言って食傷気味です．

例えば，急性呼吸障害に対してのハイフローセラピーの効果を検証したシステマティックレビュー・メタ解析（2018 年）があります．抜管患者に対するハイフローセラピー vs マスクの複数のメタ解析がありました[1)]．「抜管失敗」をエンドポイントとするメタ解析において 8 個の RCT が採用されました．それぞれの RCT の抜管失敗の定義が「X 線写真における無気肺像」「抜管 72 時間以内の呼吸障害」「1 時間後と介入中止までの低酸素症の絶対リスク減少率」「抜管 72 時間以内の再挿管」「抜管 24 時間後の PaO_2/F_IO_2」「術後 3 日目 $SaO_2/F_IO_2 \geqq 445$ 患者の割合」「抜管 24 時間後の成功率」「術後 72 時間の低酸素」と RCT により全く異なりました．そもそも急性呼吸障害の原因もさまざまで，術後呼吸障害もあれば，肥満患者の呼吸障害（抜管失敗の定義が「X 線写真における無気肺像」の試験）もありといった具合に，なんでもありでした．

このようにばらばらなエンドポイントで評価する場合もあれば，ズバリ 28 日死亡率といったもので評価する場合もあります．いずれにしても無数の試験を本書に掲載しても読者もうんざりするでしょうから最小限とします．

FLORALI 試験 [2]

高二酸化炭素血症を伴わない急性呼吸障害患者をハイフローセラピー群・酸素療法群（フェイスマスク）・NPPV 群に分けた.

- 28 日時点の挿管率〔プライマリーアウトカム（主要評価項目）〕
  ハイフローセラピー群 38%，酸素療法群 47%，NPPV 群 50%と，ハイフローセラピー群において低かったが，統計的有意差はなかった（P=0.18).
- 人工呼吸器なしで過ごせた期間（ventilator-free days）
  ハイフローセラピー群 24±8 日，酸素療法群 22±10 日，NPPV 群 19±12 日とハイフローセラピー群において有意に長かった.
- ハイフローセラピー群と比較した 90 日死亡ハザード比
  酸素療法群 2.01，NPPV 群 2.50（両者共統計的有意差あり).

FLORALI 試験は NPPV マニアに衝撃を与えました．ハイフローセラピー群の成績が明らかによく，NPPV は酸素療法にすら劣る可能性を示唆するものであったからです．この結果だけから判断すると，グッバイ NPPV となりそうです.

FLORALI 試験は，急性呼吸障害患者を対象としているのですが，各群とも急性呼吸障害の原因の 8 割弱が肺炎（市中肺炎 61～67%，院内肺炎 11～14%）であり，気管支喘息，慢性呼吸障害の増悪，心原性肺水腫，重篤な好中球減少症を除外しています.

Oh, No !! FLORALI 試験は，NPPV によってホームランが出る可能性がある慢性呼吸障害の増悪と心原性肺水腫を除外して行われているのです．そして，得意とは言い難い肺炎が対象の 8 割なのです.

その他，以下の問題が指摘されました.

- 低酸素を伴う急性呼吸障害 2,506 例から，いろいろ理由をつけて除外しわずか 310 例を 3 群に分けた.
- NPPV 用人工呼吸器ではなく，汎用人工呼吸器が使用された.
- NPPV の使用時間は 4～12 時間（1 日目)，4～13 時間（2 日目）と「つけっぱなし」ではなかった.

そりゃー，NPPV に不利な結果が出るのは当然ですよね.

NPPV がブームになった 2000 年代初頭，集中治療や呼吸療法関連学会に行くと NPPV ブームと呼べる状況でした．そして，2010 年代，ハイフローセラピーが登場し，ハイフローセラピーブームと呼べる状況となりました．両者の違いを考えてみましょう.

本 chapter の NPPV 用人工呼吸器は V60 ベンチレータ（フィリップ

ス）を想定します．

NPPVと比較するとハイフローセラピーへの理解が深まります．以後，両者の機能を比較してみましょう．

ハイフローセラピー vs NPPV

① 酸素濃度・吸気流速（流量）

NPPV ≧ **ハイフローセラピー**

重症患者の最大吸気流速は100L/分にも及ぶことがあります．

NPPV：酸素配管につなぐNPPV機器であれば，酸素濃度は21～100%の間で自由に設定できます．NPPV用人工呼吸器はブローワーとよばれる高性能扇風機を内蔵します．ブローワーの最大流速は200～250L/分にも及び，機器が自動的に調整します．それによって患者の吸気流速が極度に高いとき，リークが多いときの両者に対応できます．

設定酸素濃度＝患者が吸う酸素濃度です．

ハイフローセラピー：酸素濃度と酸素流量の設定をします．流量の上限は60L/分が一般的です．

例えば50%・30L/分に設定したとします．患者が普通の呼吸をしているのであれば，ヒトの流速と同じであるので，50%の酸素を吸っていると考えることができます．しかし，酸素療法を必要とする重症患者の流速は50L/分あるかもしれません．もっと速いこともあります．患者の吸気流速に供給エアが追いつかないために室内空気を吸い込むことになります．従来の酸素療法の説明に用いられる，酸素流量に応じた吸入酸素濃度表は，目安というよりベストエフォート値（最良な条件が整ったときのみ発揮される値）でした．ハイフローセラピーはそれらと比較すると設定酸素濃度に近いとは言えますが，正確とは言えません．

ハイフローセラピーは「おつりが出るほどの」十分量のエアを流すことを目指します．「おつりがある」のであれば，呼気時のみならず吸気時にも余ったエアが排出されます．観察者の耳を患者鼻孔なり口脇に近づけてハイフローセラピーの流量が足りているか判定することを「吸気フローノイズを感じる」と言います．感じることは結構難しいので，筆者はティッシュペーパーの一部を切り取り，患者口元に近づけます．流量が不足して

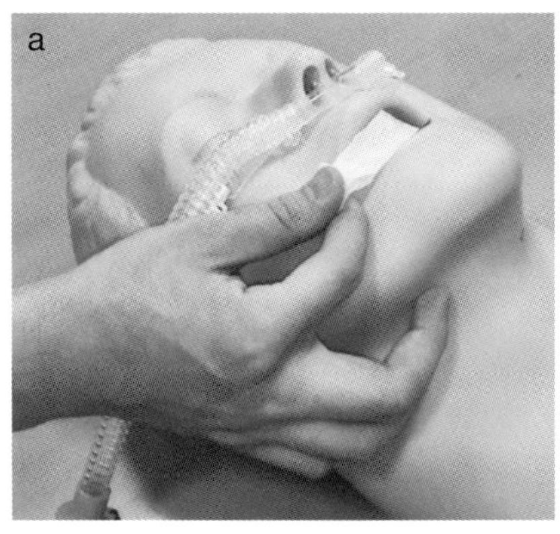

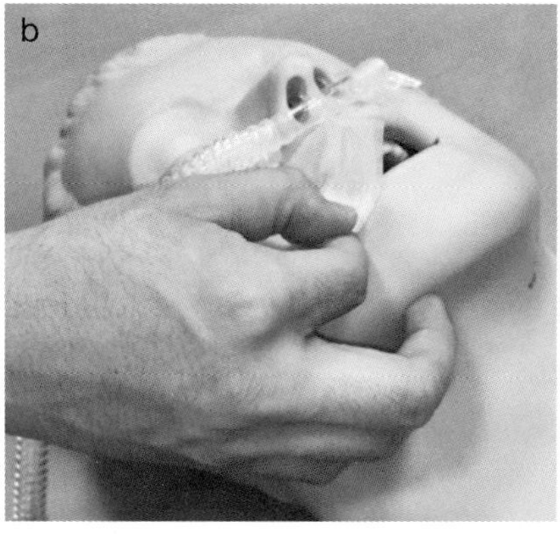

図1 ティッシュペーパーによるハイフローセラピー流量不足の口元での判定方法

いると吸気時に口に引き寄せられ図1a，呼気時に口元から離れます図1b．「おつりが出る」ほどの流量であれば，口元に引き寄せられません．

② 酸素化能

NPPV ≧ ハイフローセラピー

PEEPがどれだけかけられるかが大きく関係します．ハイフローセラピーは状況次第ではNPPVとほぼ同能力と言えるかもしれません．

③ 換気能力（$PaCO_2$ 低下能力）

NPPV ＞ ハイフローセラピー

実臨床においては時に，NPPV ≒ ハイフローセラピー

NPPV：人工呼吸であり，相当な換気能力をもちます．実臨床においては，NPPVをつけても$PaCO_2$が全く変化しないことはかなりあります．結局，「設定がうまくきまった」「マスクフィッティングが良好」といった状況が整わないとなかなかNPPVの効果を感じることができません．

ハイフローセラピー：厳密には換気能力というより，解剖学的死腔の洗い流し効果による“実質的な換気能力”です（➡ p.4）．高流量設定，あるいはプロングの工夫をすれば，こういった能力がアップする可能性があります．ただし，検証する試験において個人差が非常に大きく，鼻孔の大き

さ・鼻の形状・患者の呼吸状態など多くの因子の影響を受けるので,「やってみないとわからない」です.少なくとも単純に「II型呼吸障害であり $PaCO_2$ 60mmHg か.ハイフローセラピーでは無理だな.NPPV にしよう」が必ず正解とは言えなくなりました.

④ 呼吸仕事量の軽減

NPPV > ハイフローセラピー

実臨床においては時に, NPPV ≒ ハイフローセラピー

NPPV: NPPV は人工呼吸の一種であり,駆動圧「IPAP-EPAP」に応じて呼吸仕事量を相当減らします.一方,人工呼吸と患者が非同調であるときは,患者の呼吸に逆らう動作となり,逆に呼吸仕事量の増加や呼吸筋の疲労に結びつくかもしれません.エアが気管より食道に入ることにより,胃膨満が出現し誤嚥リスクが上がるかもしれません.

ハイフローセラピー: 酸素療法であり,呼吸筋の負荷を軽減するという意味においての呼吸仕事量軽減はありません.ただし,**解剖学的死腔の洗い流し**(➡ p.4)にあったように 1 回肺胞換気量が 1.14 倍になるということは呼吸が楽になる面があり,「呼吸筋の仕事量が減る」といった直接的な軽減はないにしても,間接的な「呼吸仕事量の軽減」はありそうです.ただし,過大な評価は禁物であると筆者は考えています.呼吸筋を直接的に休ませることが重症患者において大切であると考えるからです.

⑤ PEEP

NPPV > ハイフローセラピー

NPPV: EPAP が PEEP を意味し,ハイフローセラピーよりはるかにしっかりかけることができます.COPD や肺水腫において PEEP が大きな意味をもちます.

ハイフローセラピー: ハイフローセラピーが登場したとき,「酸素療法であるにもかかわらず PEEP がかかるんですよー」とプロモーションにおいて強調されました.現在,プロモーションにおいて PEEP が強調されることはほぼなくなりました.あくまで PEEP 様呼気圧です.

⑥ 忍容性・せん妄の発生・鎮静

NPPV: NPPV の最大の欠点は忍容性(患者がどれぐらいまで許容でき

るか）の低さと言わざるを得ないです．長時間，顔に暖かいマスクが密着されるのです．精神的ストレス・肉体的不快は相当生じます．NPPV患者を対象としたICUにおける前向き観察試験[3)]において，18.1％にせん妄が発生し，せん妄患者において有意に高いNPPV失敗（せん妄群37.8％ vs 21.0％，P<0.01　以後同順），高ICU死亡率（33.2％ vs 14.3％，P<0.01），高病院死亡率（37.2％ vs 17.0％，P<0.01）と関連しました．また75歳以上にせん妄発生率が高くCOPD患者において28％，非COPD患者において37％でした．GCS<14点においても，COPD患者において58％，非COPD患者において62％でした．NPPV管理において鎮静薬を用いないのが原則というものの，意識が清明すぎるとマスクを嫌がる患者が少なからずいるため鎮静薬を併用するケースが日本では多いです．

鎮静薬としてデクスメデトミジン（プレセデックス®）を用いることが多いです．デクスメデトミジンの先発品であれば薬価3,000円強/V，ジェネリックであれば2,000円弱/Vであり，数V/日必要であることを考えると相当なコストとなります．

ハイフローセラピー：ハイフローセラピーと酸素療法を比較したメタ解析において，せん妄などの忍容性は全く差がありませんでした．実際，プレシジョンフローの40L/分といった設定であるとき，鼻孔におけるシューという騒音は相当大きいですが，数日間そういう状況が続いても不思議と患者が文句を言うことは少なく，せん妄との関連性は感じられません．苦痛はなく，鎮静を必要とすることはほぼありません．

デクスメデトミジンの適応は「集中治療における人工呼吸中および離脱後の鎮静」「局所麻酔科下における非挿管での手術および処置時の鎮静」です．人工呼吸離脱後にハイフローセラピーを使用するのであれば適応に当てはまりますが，それ以外はデクスメデトミジンの適応外使用となります．ハイフローセラピー装着患者にデクスメデトミジンを使用することは「適応外使用でもあえて使うか？」という問題だけでなく，出来高算定患者（高額医療患者やDPCを採用していない病院の患者など）においては，おそらく保険審査で“切られます”．

⑦ 医療者の手間・熟練度

NPPV ≫ **ハイフローセラピー**

NPPV：NPPV 装着患者の管理をしていると，「手間だけを考えると侵襲的人工呼吸（挿管を伴う人工呼吸）のほうが余程楽である」と思えることは少なくありません．手間がかかってもNPPV にトライするのは，挿管自体が非常に有害であり，COPD 増悪や急性心不全などの病態に対する患者の死亡率を改善する強いエビデンスがあり，患者の利益>医療者の手間となるからです．医療者がNPPV という医療行為自体へ信頼感をもっているか，医療者のパッションがあるか，医療者がNPPV を習熟しているかがNPPV の成功のカギとして言われます．また，NPPV に関する試験が難しいのは，そういった要素に大きな施設間較差があり平準化が難しいことがあります．

「乗り手を選ぶ」のがNPPV です．

ハイフローセラピー：アラームが鳴ることもなく（デバイスによる），非常に管理が楽です．

ハイフローセラピーとNPPV と侵襲的人工呼吸を比較しました **表1**．

筆者が考えるNPPV とハイフローセラピーの使い分け

冒頭のFLORALI 試験に戻りましょう．高二酸化炭素血症を伴わない急性呼吸障害患者を対象としていました．換気障害がない，少なくとも換気障害が顕著となっていない患者と読み替えることができます．

人工呼吸器であるNPPV の強みは，ハイフローセラピーよりしっかり換気ができPEEP をかけることができることにあります．換気が保たれている患者を対象とするFLORALI 試験においてNPPV が思わしくなかったのは当然であると言えます．しかもNPPV が得意とする慢性呼吸障害の増悪と心原性肺水腫は除外されていました．

ハイフローセラピー登場初期は，$PaCO_2$>45～50mmHg をハイフローセラピーの適応とならないとし，Ⅱ型呼吸障害（血液中二酸化炭素の増加を伴う呼吸障害，COPD など）に対してハイフローセラピーを使用すべきではない　といった解説があふれました．先のFLORALI 試験結果から，Ⅰ型呼吸障害（血液中二酸化炭素の増加を伴わない呼吸障害）⇒

表 1　ハイフローセラピーと NPPV と侵襲的人工呼吸の比較

	ハイフローセラピー	NPPV	侵襲的人工呼吸
酸素化	○	◎	◎
PEEP	△，PEEP 様呼気圧	○	◎
換気補助	△〜○，解剖学的死腔の洗い流しにより得られる	○	◎
換気量モニタリング	×	通常○	○
肺保護換気のための低容量換気	低容量換気とまではいかないが，効果的であれば呼吸数や換気量の減少がみられる	×，むしろ 1 回換気量が過大となりがちである	◎，鎮静薬の使用や筋弛緩薬の使用により達成
非侵襲性	◎	△，精神的苦痛に加えて MDRPU 合併が少なくない	×
呼吸仕事量の軽減	△〜○，解剖学的死腔の洗い流しにより得られる	○	◎
患者の忍容性，鎮静薬・鎮痛薬	忍容性は良好，通常使用しない	忍容性が非常に低い，鎮静薬が併用されることが多い	鎮静薬・鎮痛薬が基本的に必須
管理の簡便性	◎，酸素療法としての手間	×，時として侵襲的人工呼吸以上にエネルギーを要する	×
医療スタッフの熟練性	必要としない	必要	必要

◎：非常に優れる，○：優れる，×：劣る．
MDRPU（medical device related pressure ulcer；医療関連機器圧迫損傷）

ハイフローセラピー，Ⅱ型呼吸障害⇒NPPV　とするシンプルな考えが基本でした．筆者も基本的に同じスタンスでした．率直に言って，現状維持バイアスも多分にありました．NPPV との長いつきあい，信頼感が多分にあり NPPV が活躍するフィールドを残したい思いがありました．

従来からの侵襲的人工呼吸 vs NPPV という構図の中では「挿管されるよりマスクのほうがはるかに楽」でした．しかし，ハイフローセラピーの使用頻度が増える中で，NPPV を使用する度に NPPV の忍容性の低さを感じます．読者が顔と口をマスクでふさがれる状況を想像してください．

圧に加えてマスク内の温度も不快です．1～2時間でも嫌になるのではないでしょうか．それを，全身状態が悪い患者に長時間強いるのです．NPPVの最大の弱点は忍容性の低さと言わざるを得ないです．軽症ARDSに対してNPPVが適応を失った最大の理由も忍容性の低さです(➡ p.103)．

筆者は基本的には，重症Ⅱ型呼吸障害・呼吸筋疲労が強いと予想されるⅡ型呼吸障害・高PEEPが必要とされるⅡ型呼吸障害・pHの補正をしたい（アシデミアの補正をしたい）Ⅱ型呼吸障害に対してはNPPVを選択すべきと考えています．

しかし，Ⅱ型呼吸障害の相当部分はハイフローセラピーで対応が可能であろうとも感じています．Ⅱ型呼吸障害に対して，ハイフローセラピーがNPPVに劣らない（あるいは優れる部分がある）結果を出しつつあることが第一の理由です（➡ p.10）．他の理由として，以下があげられます．

- ハイフローセラピーを高流量設定すると，解剖学的死腔洗い流し効果が相当強く発揮され，相当な$PaCO_2$改善効果がある．実際，Ⅱ型呼吸障害への有効性を示す試験が増えている．
- NPPVは苦痛が強いためデクスメデトミジン（プレセデックス®）といった鎮静薬を投与せざるを得ないが，ハイフローセラピーは患者が不快を訴えることが少ない．このストレスの差はおそらく治療成績にも影響を与える．実際，筆者の経験として非常にゆるやかに呼吸状態が改善するCOVID-19急性呼吸障害がかなり多くあり，比較的長期のハイフローセラピーによってなんとか乗り切りました．NPPVでは時間軸的に無理であったと感じます．
- 二酸化炭素貯留の閾値でありNPPVを選択する目途とされた$PaCO_2$＞45～50mmHgはおそらく絶対的なものではなく，例えば普段からCO_2が相当貯留している患者においては，$PaCO_2$が60mmHg近くであっても，“普段と比較すると換気障害とは言えず”ハイフローセラピーの選択もあり得るのではないか．
- NPPVは使用する医療者の情熱（パッション）と技術を必要とするが，NPPVの出番が減ったことで，情熱はともかく技術が失われつつあり，そういった意味でもNPPV失敗リスクが上がっていると感じる．率直に言ってハイフローセラピーは誰でも使える．医療者の手間も減る．

そうは言いながら，ある程度NPPVを普段使用しないと，真にNPPV

が役立つ重症Ⅱ型呼吸障害への使用時に経験知が失われていることになりかねません．筆者は，忍容性がありそうであれば，NPPV をある程度積極的に使用することとしています．

ハイフローセラピーが無効であった症例に対して，次に NPPV を試すのか，いきなり侵襲的人工呼吸（挿管を伴う人工呼吸）に移行するのかという問題もあります．最近の筆者は「NPPV にチェンジしても，次の挿管の判断の遅れにつながりかねない．挿管しようか」です．

今後 NPPV 用人工呼吸器の運用をどうするか？

「こういうことだったのか !! NPPV」を 2017 年に上梓しました 図2 ．その頃は，Ⅰ型呼吸障害はハイフローセラピー，Ⅱ型呼吸障害は NPPV という役割分担がはっきりしていました．しかし，その後，ハイフローセラピーの快進撃は続き，Ⅱ型呼吸障害の一部（かなりの部分？）も侵食しました．そもそも，おそらく喫煙率の低下・薬物治療の進展により COPD 増悪に遭遇することはあるものの，日常的にみるほどの頻度はありません（おそらく地域性があります）．挿管を避けるためには NPPV しかなかった時代と異なり，ハイフローセラピー or NPPV という選択肢がある中で，NPPV の忍容性が著しく低いこと，一方，ハイフローセラピーの忍容性が非常に高いとなると…です．

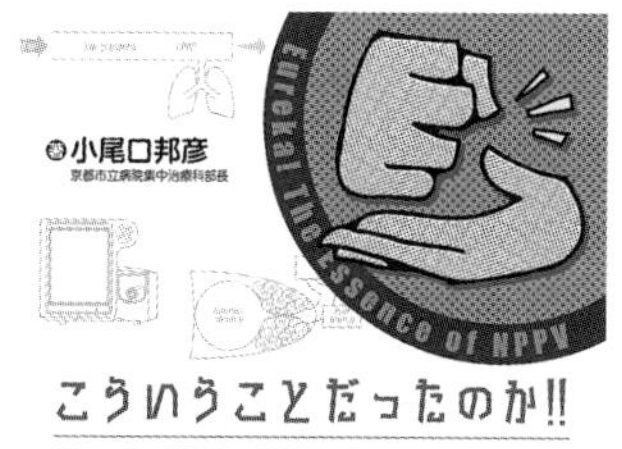

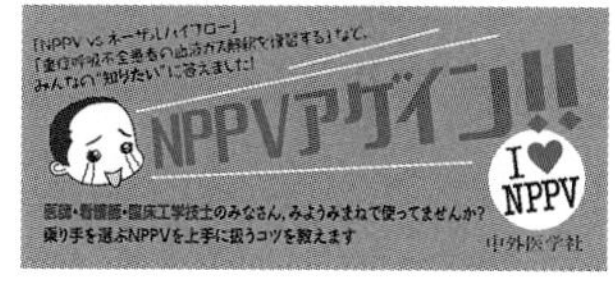

図2 「こういうことだったのか !! NPPV」表紙
帯に「NPPV アゲイン」とまで謳ったのに・・・

COVID-19 禍初期において，ハイフローセラピーは流量が大きく環境を汚染するので避けるべきとされました．その方針はあっという間に撤回され，プロングの上にサージカルマスクをつけることで，挿管に至らない，あるいは抜管後の重症 COVID-19 急性呼吸障害へのハイフローセラピーは日常の治療となりました．ハイフローセラピー機器も多数整備されました．

NPPV用人工呼吸器（パッシブ型）はCOVID-19禍において「蚊帳の外」でした．インテンショナルリークがあるデバイスであり，マスクからのリークによる環境汚染は避けられません．汎用人工呼吸器によるNPPVであれば，呼気弁にフィルターを装着すれば環境汚染を限定的にできます．

NPPV用人工呼吸器，汎用人工呼吸器の双方でNPPVを施行できるわけですが，NPPV用人工呼吸器（パッシブ型）はリーク孔を回路に必須とし，汎用人工呼吸器はリーク孔があってはならない…といった知識（➡p.95）を多くの医療者が共有するのは非常に難しいです．よって，「NPPVはNPPV用人工呼吸器のみで運用」が多くの施設の方針であったのではないでしょうか．統一して使用するように啓蒙もされています．

FLORALI試験において「NPPV用人工呼吸器ではなく，汎用人工呼吸器が使用された」ことを紹介しましたが（➡p.109），海外においては，汎用人工呼吸器NPPVモードに限らず，平気で通常の人工呼吸器でNPPVを行う施設が少なからずあることが背景にあったようです．現在，発売される人工呼吸器の大半は，ハイフローセラピー機能・NPPV機能を搭載します（オプション設定である場合があります）．「NPPVを使用する機会が激減」「NPPVにおいても環境汚染が少ないほうが望まれる」「NPPVはNPPV用人工呼吸器のほうが得意とされてきたが，多くの汎用人工呼吸器NPPVモードの性能（リーク補正機能など）向上」「1台の人工呼吸器をすべての用途で運用するほうが合理的」「昼はハイフローセラピー，夜はNPPVといった運用においても合理的」「リーク孔教育の難しさ」などを総合的に考えると，汎用人工呼吸器に，侵襲的人工呼吸・ハイフローセラピー・NPPVのすべてをお任せする時期がきたのか，NPPV用人工呼吸器の更新タイミングにおいて各施設において議論するに値すると感じます．すでにそのような運用がなされている病院もあるかもしれません．

【参考文献】

1）Xu Z, Li Y, Zhou J, et al. High-flow nasal cannula in adults with acute respiratory failure and after extubation: a systematic review and meta-analysis. Respir Res. 2018; 19: 202.

2）Frat JP, Thille AW, Mercat A, et al. High-flow oxygen through nasal cannula in acute hypoxemic respiratory failure. N Engl J Med. 2015;

372：2185-96.
3) Zhang R, Bai L, Han X, et al. Incidence, characteristics, and outcomes of delirium in patients with noninvasive ventilation: a prospective observational study. BMC Pulm Med. 2021; 21: 157.

重症患者管理において血液ガス pH と乳酸値と呼吸数を最重視する理由を知る

血液ガス解釈に苦手意識がある医療者は多いのではないでしょうか．

筆者が 2017 年に上梓した「こういうことだったのか !! NPPV」[1) の最終 chapter タイトル は「NPPV がテーマの本だけど，重症呼吸不全患者の血液ガス解釈を復習する」です．血液ガスは pH から目を通し pH を中心に考える癖を読者につけていただきたく，かなり NPPV テーマから脱線した内容でした．血液ガスが難しいと訴える周囲の研修医やコメディカルを相手に磨いてきた筆者渾身のネタです．結果的に，『「こういうことだったのか !! NPPV」の中で最終 chapter がもっともよかった !!』といった，筆者にとって複雑な評価をいただいたこともありました．

筆者は，重症患者を前にして，血液ガス pH と乳酸値と呼吸数をひたすらみながら管理します．ハイフローセラピーから侵襲的人工呼吸へのスイッチの決断においても，それらの経時的変化に目をこらし判断します．

本 chapter において，「こういうことだったのか !! NPPV」最終 chapter から血液ガス解釈記事を一部引用します．血液ガスの基本を筆者なりに丁寧に説明し，筆者が経験した印象深い症例を含み，読者にどうしても伝えたいメッセージを含むからです．ご容赦ください．

Q：血液ガス測定項目 pH，$PaCO_2$，HCO_3^-のうち，最も重要な項目は？

血液ガスを読むとき，他の検査と同様に「PaO_2 は 70mmHg 以上欲しい，pH の正常値は 7.40，$PaCO_2$ は 40mmHg，HCO_3^- は 24mmol/L をキープしたい」となりがちです．そして，「$PaCO_2$ は 50mmHg か．高いな．換気設定を変えて 40mmHg を目指そう」となりがちです．単純に $PaCO_2$ 40mmHg を目指せばよいのでしょうか．

まずは先の質問への答えです．

A: 血液ガス測定項目pH, $PaCO_2$, HCO_3^-の中で,

最も重要な項目はpH

細胞内の有害代謝産物の大半は酸性です．酸塩基平衡とは基本的に「酸に傾こうとする体をいかにして中性に維持するか」の仕組みです．アルカリ化の問題もありますが，基本的に「酸化との戦い」です．

なぜ中性（pH＝7.4）を維持する必要があるのか？

我々の体は多くの酵素反応により維持されています．酸性に傾くとそれらの反応が鈍り生命維持ができなくなります．だからこそpH維持が大切なのです．

Q: ハイフローセラピー・NPPVの効果判定で重視すべきは?
A: もちろん呼吸数減・奇異性呼吸の改善などがありますが，血液検査項目としてはpHの改善です．筆者は乳酸マニアでもあるので乳酸値改善も重視します．

少し高校化学の復習をしましょう．

強酸と弱酸

強酸と言うと「強い酸」をイメージしがちですが，「強くイオンに分離する酸＝ほとんど100%分離する酸」です．

強酸の例: 塩酸

塩酸　水素イオン　塩素イオン

$HCl \rightleftarrows H^+ + Cl^-$ ほとんどが分離しイオンの状態

同様に弱酸と言うと「弱い酸」をイメージしがちですが，「弱く分離する酸＝ほとんどイオンに分離しない酸」です．ほとんど分離しないということは「必ず少し分離する」ことがポイントとなります．後ほど説明します．

弱酸の例：炭酸

炭酸　水素イオン　重炭酸イオン

$$H_2CO_3 \leftrightarrows H^+ + HCO_3^-$$

ほとんど分離しない（必ず少し分離する）

pH の定義（提唱者によるもの）

$1mol = 6.0 \times 10^{23}$ 個

現代の pH の定義は変更されているのですが，pH の提唱者によるものがイメージをつかみやすいです．

水（H_2O）の中にわずかに H^+ と OH^- が存在します．pH は水 1L 中の H^+ の量を示します．

pH の例

pH 2＝0.01mol

pH 5＝0.00001mol

pH 7＝0.0000001mol

pH は対数を用いて計算するので，pH が 1 下がれば H^+ の数が 10 倍に増えます．

HCO_3^-（重炭酸イオン）

HCO_3^-（重炭酸イオン）はアルカリ因子です．なぜ，重炭酸イオンは名前に酸があるのにアルカリとして振る舞うのでしょうか？

そもそも酸とはずばり H^+ でした．体内で H^+ が生じたとき，そこに HCO_3^- があれば炭酸になろうとします．炭酸は弱酸だからです．HCO_3^- は H^+ の処理係と言えます．

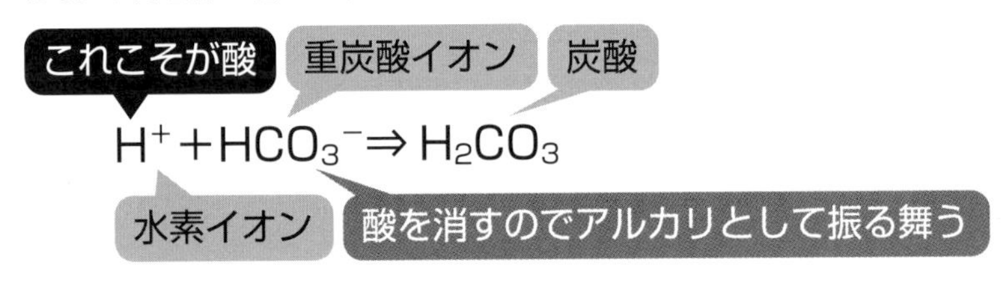

我々の体はどのように酸を処理する？

我々の体は，生きていくうえで常に膨大な量の酸（H^+）を発生し続けます.

そして発生する H^+ に HCO_3^- をぶつけ続け炭酸に変化させます．炭酸は容易に水（H_2O）と二酸化炭素（CO_2）に分解します．液体（血液）の中の酸（H^+）が，単なる水と，気体として容易に体外へ放出できる CO_2 に変化していることに「味わい」を感じてください.

$$H^+ + HCO_3^- \Rightarrow H_2CO_3 \Rightarrow H_2O + CO_2$$

CO_2 が速やかに体外に排出される（順調な呼吸）ということは，式の CO_2（➡）が減少することを意味し⇒にどんどん反応が進まざるを得ません．酸の処理がうまくいきます.

この式には少しウソがあります．弱酸の定義を思い出しましょう.

弱酸ということは少しとは言え必ず分離するので,

$$H^+ + HCO_3^- \rightleftarrows H_2CO_3 \rightleftarrows H_2O + CO_2$$

が本当の式です.

多くの成書において,

$$H^+ + HCO_3^- \Leftrightarrow H_2CO_3 \Leftrightarrow H_2O + CO_2$$

と表現されます.

荷物を運搬するベルトコンベアにたとえて考えてみましょう.

ベルトコンベアがうまく機能するためには？

運び終わったものが速やかに処理されなければなりません．運び終わったものが滞留すると機能を果たせず，荷物がたまります．ベルトコンベアの始点にも荷物がたまります **図1**.

窒息患者を想定しましょう．CO_2 の放出ができないので CO_2 の濃度が上がります．式はむしろ左⇐に進みます．窒息の進展によりさらに H^+ が増え代謝性アシドーシスに急激に陥ります.

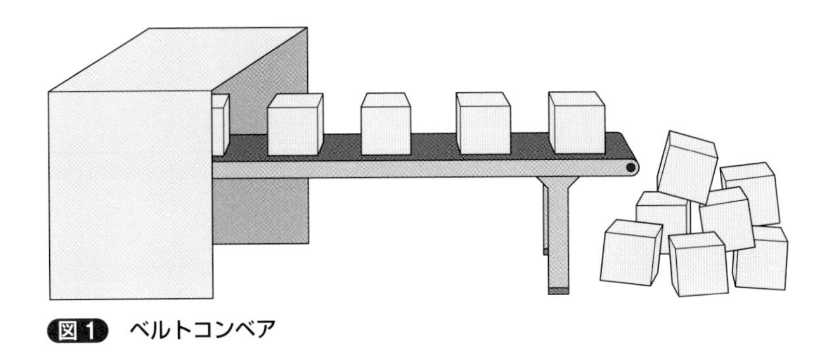

図1 ベルトコンベア

$$H^+ + HCO_3^- \Leftrightarrow H_2CO_3 \Leftrightarrow H_2O + CO_2$$

この式が「右方向にいくか左方向にいくか」これこそが**酸塩基平衡のメイン**です．

酸はH^+のみではなく，不揮発酸も生じ尿から排出されます．ただし不揮発酸は揮発酸（H^+）の1/200程度しかありません．窒息すれば数分で死に至ります．一方，慢性腎不全患者は週3回，1回4時間程度の透析により生きていくことができます．1/200であることがわかるのではないでしょうか．体から産生される膨大な量の酸の排出の大半はCO_2排出によるものであると理解しましょう．

HCO_3^-の振る舞いをイメージしよう

HCO_3^-は酸に対抗する力をどれだけもっているかをみるパラメーターです．

また，酸と戦うために，代償機構としてHCO_3^-を産生する仕組みが体にあります．赤血球内の急性反応もあるのですが，腎臓が作る仕組みのほうが圧倒的に多いです．腎臓が作るので**アルカリの代謝性因子**と表現します（代謝＝生体内で生じるすべての化学反応の総称）．作るのに数日かかります．いざショックに陥るとあっという間に減ります．供給するのに時間がかかるからです．

$PaCO_2$の振る舞いをイメージしよう

$$H^+ + HCO_3^- \Rightarrow H_2CO_3 \Rightarrow H_2O + CO_2$$

でした．血液に溶けていた酸H^+が気体CO_2に変化したと捉えましょう．**CO_2＝酸**なのです．呼吸によりCO_2を体外に放出＝呼吸により酸を放出です．CO_2を**酸の呼吸性因子**と表現します．

CO_2という気体に化けたことが **レスポンス良好** という特徴を生みます．

台所ににおいがたちこめても換気扇を作動させればすぐににおいはなくなります．換気量を増やせばCO_2は簡単に減少します．逆に換気量を減らせば，CO_2は簡単に増加します．腎臓が作る**「アルカリの代謝性因子」**よりはるかにレスポンス良好と言えます．よい意味のレスポンス良好だけではありません．鎮静薬投与，意識レベル低下などにより容易にCO_2貯留（＝CO_2という酸を捨て切れない状態）します．人工呼吸により容易にCO_2低下（＝CO_2という酸を捨て過ぎた状態）します．

血液ガスで$PaCO_2$をみるとき，

- **換気ができているかのパラメーター**

としてみることは当然のことですが，

- $PaCO_2$高値⇒CO_2という酸を呼吸によって捨てられない
- $PaCO_2$低値⇒CO_2という酸を呼吸によって多く捨てている

と捉えることが重要です．

まとめると，

$PaCO_2$による呼吸性代償⇒即時性あり「がんばって息を吐く」
　ただし意識レベル低下・鎮静薬投与時は代償されづらい
　ただし人工呼吸によりCO_2低下方向に修飾されやすい
HCO_3^-による代謝性代償⇒数日かかる「腎臓ががんばるが時間がかかる」
　ためるのに時間がかかるのに全身状態悪化時消費するのはあっという間

アシデミア（酸血症），アルカレミア（アルカリ血症）

「血液ガスにおいて pH 7.1 なのでアシドーシスです」「血液ガスにおいて pH 7.5 なのでアルカローシスです」という表現をしがちです．10年ほど前までの血液ガスのテキストにおいて普通の表現でした．

アシドーシスは酸塩基平衡を酸性側に傾けようとする状況，アルカローシスはアルカリ側に傾けようとする状況です．「sis」は状態の変化を表す接尾語です．

HCO_3^-が少ない
　⇒代謝性アシドーシス
HCO_3^-が多い
　⇒代謝性アルカローシス
$PaCO_2$ が少ない
　⇒呼吸性アルカローシス
$PaCO_2$ が多い
　⇒呼吸性アシドーシス

です．そして，HCO_3^-と $PaCO_2$ の組みあわせにより血液ガスは酸性～中性～アルカリ性のいずれかになります．pH 7.35 以下であればアシデミア（酸血症），pH 7.45 以上であればアルカレミア（アルカリ血症）と表現します．

Q：血液ガス測定項目 pH，PaO_2，$PaCO_2$，HCO_3^-のうち，実測しているものは？

pH，PaO_2，$PaCO_2$ のみです．計算によって HCO_3^-を求めます．

この計算に用いられるのがヘンダーソン-ハッセルバルヒ（Henderson-Hasselbalch）の式です．

$$pH = 6.1 + \log \frac{HCO_3^-}{0.03 \times PaCO_2}$$

この式に pH，$PaCO_2$ を当てはめると HCO_3^-を求めることができます．実際，血液ガス測定機器は pH，$PaCO_2$ からこの演算を行っています．HCO_3^-を実測しません．

ヘンダーソン-ハッセルバルヒの式とか log とかを耳にすると心を閉ざす医療者は多いです．正確に覚える必要はありません．

6.1 と log を取り除いた筆者の乱暴なイメージは次の式です．

$$pH \fallingdotseq \frac{HCO_3^-}{PaCO_2}$$

←あくまでイメージです．計算としては成り立っていません．

HCO_3^-の正常値 24，$PaCO_2$の正常値 40 であればpHの正常値 7.4 ですよね．

$\frac{HCO_3^-}{PaCO_2}$ が同じであればpHは同一です．

例えばHCO_3^-と$PaCO_2$の間に同じ比率が保たれれば「みーんな pH 7.4」となります **表 1**．

表 1　pH を 7.4 に保つためには…

pH 7.4							
HCO_3^-	42	36	30	24	18	12	6
$PaCO_2$	70	60	50	40	30	20	10

あくまでこれは $\frac{HCO_3^-}{PaCO_2}$ が一定であればpH 7.4近くなることを示したいための極論です．HCO_3^-と$PaCO_2$のどちらが上でどちらが下か覚えるのは簡単です．

分数は下から読みますよね．

pHを $\frac{H}{p}$ と読めばよいのです．

$$pH \fallingdotseq \frac{HCO_3^-}{PaCO_2}$$

この分数を意識しながら以後，考えていきます．

代償

代償について復習しましょう．ここでもキモは**最も重要な項目はpH**です．我々の体はpHを保つために「全力でかんばります」それが代償です．

代謝性因子⇒ HCO_3^-
呼吸性因子⇒ $PaCO_2$　を一定に保ちたい !!

この分数を一定に保つために生体は代償機構を使ってがんばります．

先ほどの代償因子のまとめを再掲します．

$PaCO_2$ による呼吸性代償⇒即時性あり「がんばって息を吐く」
　ただし意識レベル低下・鎮静薬投与時は代償されづらい
　ただし人工呼吸により CO_2 低下方向に修飾されやすい
HCO_3^- による代謝性代償⇒数日かかる「腎臓ががんばるが時間がかかる」
　ためるのに時間がかかるのに全身状態悪化時消費するのはあっという間

敗血症の血液ガスを通じて代償についてイメージしてみましょう．

敗血症

細菌が出す毒素によりさまざまな臓器がダメージを受けます．

① 乳酸に代表される酸が大量に産生され代謝性アシドーシスに陥ります．すなわち HCO_3^- が減少します．

$$pH \Downarrow \fallingdotseq \frac{HCO_3^- \downarrow}{PaCO_2 \downarrow}$$

①まず代謝性アシドーシスが起こる
②呼吸性代償

② 我々の体のミッション（使命）は何がなんでも pH を保つことです．
$HCO_3^-/PaCO_2$ の分子が小さくなっています．

分数 $HCO_3^-/PaCO_2$ の減少〔＝pH の減少＝アシデミア（酸血症）の進行〕を食い止めるためには？

分母 $PaCO_2$ を小さくするしかありません．$PaCO_2$ も減少すれば $HCO_3^-/PaCO_2$ の低下は「まし」になります．代償とは「他人に代わって損害の償いをすること」です．被害を受けたとき損害の償いはして欲しいものですが，完全にはなされないのが世の常です．pH の低下は「まし」になるだけであり，pH は低下するのでアシデミア（酸血症）となります．

$PaCO_2$ の減少とは，要は頻呼吸を呈することです．ER において，ショック患者があえぐような呼吸を呈することは珍しくありません．「かわいそう」という声があがりがちですが，「がんばっている」と捉えることもできます．読者には，頻呼吸をみたら「代償性呼吸ではないか？」を思えるようになっていただきたいです．

敗血症に限らず，出血性ショックなど人体がピンチに陥るとたいていはこのパターンの血液ガスとなります．

血液ガスの各項目を正常化すればよいのか？

「$PaCO_2$は40mmHg，HCO_3^-は24mmol/Lが目指すべき値」と考えがちです．注意すべきパターンをまとめてみましょう．

症例1 ショック患者　pH 7.15，$PaCO_2$ 35mmHg，HCO_3^- 10mmol/L

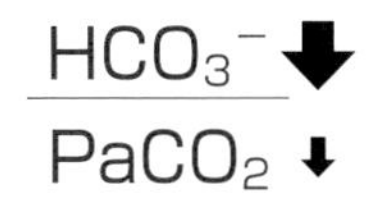

アシデミアであり，原因は代謝性アシドーシスによるものです．「HCO_3^-は低いなー．$PaCO_2$ 35mmHgは正常値40mmHgよりやや低いが正常値に近く悪くない．代償のために呼吸性アルカローシスとなっているのかな」と捉えられがちです．酸を処理するためのHCO_3^-が10mmol/Lしかないということは非常にピンチです．本来，pHを7.4に近づけるためにもっとがんばらなければなりません．頻呼吸により**がんばれば$PaCO_2$は15mmHg程度まで下がります**し，下げられます．

この血液ガスをみるとき「HCO_3^- 10mmol/Lと極度に減っているので，pHを維持するために本来$PaCO_2$はもっと下がらなければいけないはず．しかし，$PaCO_2$は35mmHgもある．うまくCO_2を出せない理由があるのではないか？」と発想しなければなりません．

「うまくCO_2を出せない理由」として，鎮静薬の使用，意識レベルの低下，肺炎やARDSなどの急性肺疾患の合併，COPDによる呼出障害，ショック発症から時間が経過し呼吸をがんばる余力がないなどがあり得ます．

症例1において，代謝性アシドーシスに対しての呼吸性代償変化の大きさ（$PaCO_2$の低下）を感覚的に説明しています．実際には予測式があり，知っていると役立ちます．

$\triangle PaCO_2 \downarrow = (1 \sim 1.3) \times \triangle HCO_3^- \downarrow$（△＝変動値）

その他の代償変化に対しても予測式があります．

症例 2　ショック患者　pH 7.32, $PaCO_2$ 19mmHg, HCO_3^- 10mmol/L

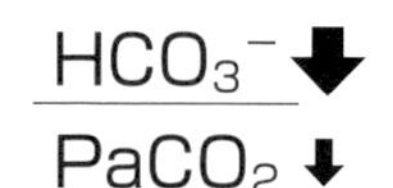

症例1と同様にアシデミアです．$PaCO_2$ は19mmHg と限界近くまで下がっています．おかげで症例 1 より pH は 0.17 上昇しています．

- 呼吸性代償が限界までがんばって pH を維持しようとしていると言えます．呼吸機能は保たれています．
- pH 7.32 と正常値に近い値です．しかし，これは呼吸性代償が限界までがんばったことにより「演出された」値であり，残された時間は多くありません．さらに状態が悪化し，意識や呼吸がダウンすると急変します．ただちに対応しなければなりません．酸素化がよいと「SpO_2 もいいし，呼吸もがんばってしているし…」と挿管を躊躇しがちですが，至急，挿管・人工呼吸に踏み切るべきです．

症例 3　ショック患者　pH 7.0, $PaCO_2$ 70mmHg, HCO_3^- 15mmol/L

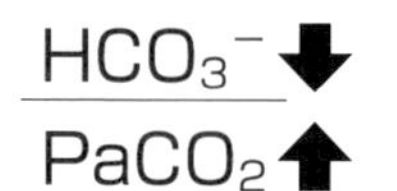

おそらくショック患者が適切な処置を受けず，意識が悪化あるいは呼吸が悪化した状態です．代償が全くできていない状態です．代償ができないとこのように pH 7.0 に接近あるいはそれ以下に簡単になります．

症例 4　もともとは呼吸機能に問題のない肺炎患者．ICU において挿管・人工呼吸中．調節呼吸下 pH 7.49, $PaCO_2$ 45.0mmHg, HCO_3^- 34.5mmol/L．酸素化が非常に改善したので抜管した．

↓

抜管後呼吸が浅い．意識レベルも低下．pH 7.32, $PaCO_2$ 62.0mmHg, HCO_3^- 32.2mmol/L.

この症例の抜管失敗の原因は，「高度代謝性アルカローシスを放置したままの抜管」です．

自発呼吸下に代謝性アルカローシスがあれば呼吸性代償（$PaCO_2$ 高値）が起こります．しかし，調節呼吸（人工呼吸）下においては呼吸機能に問題のない患者であれば $PaCO_2$ を自由自在に設定できます．そして通常 $PaCO_2$ 40～45mmHg 程度に設定します．

問題は，重度の代謝性アルカローシスが存在する中で人工呼吸から離脱した後です．代謝性アルカローシスがそのまま残るので，それに対して呼吸性代償が起こります．症例 4 において，抜管により pH 7.49 ⇒ 7.32，$PaCO_2$ 45.0mmHg ⇒ 62.0mmHg と激変しているのに注目してください．

人工呼吸器は「(多くの患者において) $PaCO_2$ を自由自在に設定できる」とも言えるし，「酸塩基平衡の攪乱因子 (特に呼吸性代償を打ち消す)」でもあります．

相当な代謝性アルカローシスがある中で抜管しても問題のない患者もいれば，本患者のように問題となるときもあります．

症例 5　COPD 患者が肺炎をきっかけとして急性増悪し，挿管・人工呼吸が開始された．挿管直前の血液ガス pH 7.32，$PaCO_2$ 70.0mmHg，HCO_3^- 36.3mmol/L．COPD 患者ではあるが，人工呼吸管理は比較的容易であり，$PaCO_2$ 低下につとめた．半日程度で $PaCO_2$ が 40mmHg 付近に達したが，K^+ 2.3mEq/L と極度に低カリウム血症となり致死性不整脈が頻発した．その時点の血液ガス pH 7.55，$PaCO_2$ 40.0mmHg，HCO_3^- 35.2mmol/L．

COPD によってもともと HCO_3^- が蓄積されていたところに (後述)，急性増悪により $PaCO_2$ が貯留し，挿管に至ったケースです．本症例のように人工呼吸によって，意外にスムーズに $PaCO_2$ が改善する場合があります．こういったケースにおいて注意しなければならないのが post-hypercapnic alkalosis です．数十年前からある概念なのですが，COPD に対する人工呼吸の増加とあいまってか近年再注目されるようになりました[2)]．

Post-hypercapnic alkalosis（高炭酸ガス血症後アルカローシス）

$PaCO_2$ 高値にさらされた時間が比較的長い患者においては，代謝性代償が起こり HCO_3^- も高値となります．この状態で人工呼吸により $PaCO_2$ を一気に “正常化” しても，HCO_3^- は代謝性因子であり対応するのに時間がかかるため高値のままで残ります．よって pH は急上昇しアルカレミアになります．極度のアルカレミアであればイオン化カルシウム減少による筋けいれん，筋力低下，低カリウム血症による不整脈，てんかん発作などが起こり得ます．また，アルカレミアの害への関心が少ないことも問題です．

$PaCO_2$の正常化を急ぎすぎないことが対処方法ですが，アセタゾラミド（ダイアモックス®）を積極的に投与する考えもあります[3]．

高炭酸ガス血症後アルカローシスという用語はおそらく現代的には正しくなく（➡p.126），高炭酸ガス血症後代謝性アルカローシスか高炭酸ガス血症後アルカレミアが正しい表現です．

重症COPD患者における“$PaCO_2$の正常化とは？”を考えなければならないのが次の症例です．

症例6 重症COPD患者 肺炎によりICUにおいて挿管・人工呼吸を行った．人工呼吸を開始した時点ではHCO_3^-高値であった．アセタゾラミド（ダイアモックス®）を用いて積極的に代謝性アルカローシスの治療をした．肺炎がよくなったので抜管することとなった．抜管直前の血液ガスはpH 7.42，$PaCO_2$ 42.0mmHg，HCO_3^- 27.4mmol/Lであった．

↓

抜管後，頻呼吸・努力用呼吸となる．数時間後再挿管せざるを得なくなった．
再挿管直後の血液ガス　pH 7.23，$PaCO_2$ 60.0mmHg，HCO_3^- 27.2mmol/L．

症例4「代謝性アルカローシスの害」を若手医師に教育した後，ありがちな管理です．本患者においては抜管前に，アセタゾラミドを用いてHCO_3^-を一般的な“正常値”にしたことに問題がありました．人工呼吸中は$PaCO_2$ 40mmHg，HCO_3^- 24mmol/Lを目標としがちです．

COPD＝慢性**閉塞性**肺疾患です．息を十分に吐けないため重症COPD患者は高炭酸ガス血症を呈し，普段「元気なとき」でも$PaCO_2$ 60.0 mmHg程度あることは珍しくありません．COPD患者の外来診察において血液ガスが測定されることはあまりなく，重症COPD患者の普段の血液ガスが意識されづらい面があります．

この重症COPD患者にとってはおそらく$PaCO_2$ 60mmHg程度が“正常値”です．**表1**を振り返りましょう．pH 7.4近くをキープするためには，$PaCO_2$ 60mmHgであればHCO_3^- 36mmol/Lを必要とします．実際，重症COPD患者は代償性代謝性アルカローシスによりHCO_3^- 30〜40mmol/Lを呈することがあります．COPDは長い経過であり，その経

JCOPY 498-13056

過の中で HCO_3^-高値を獲得しているのです．重症 COPD 患者にとって，$PaCO_2$ 60mmHg 程度は「仕方ない値」，HCO_3^- 35～40mmol/L は「必要な値」であり，それは pH を 7.4 に近づけるためです．

重症 COPD 患者の人工呼吸管理において目標とすべきは「その患者が元気なとき」の血液ガスデータです．現実には，重症 COPD 患者の「元気なとき」の血液ガスデータがあることは少ないですが，想像しながら管理することが重要です．$PaCO_2$ が高値でもコミュニケーションが普通にとれる患者は，もともと高値であった可能性が高いです．

不用意にアセタゾラミドを過剰使用しないことは重要ですが，人工呼吸管理において $PaCO_2$ の目標値を安易に 40mmHg に設定しないことも重要です．$PaCO_2$ 40mmHg に設定すると数日かけて代償性代謝により HCO_3^- 24mmol/L に近づいていきます．pH 7.4 を体が目指すからです．

筆者が実際に経験した症例を提示します．

pH・$PaCO_2$・HCO_3^-の 3 者は 3 すくみの関係にあり，お互いにしばりあっています．血液ガスのダイナミズムを感じてください．

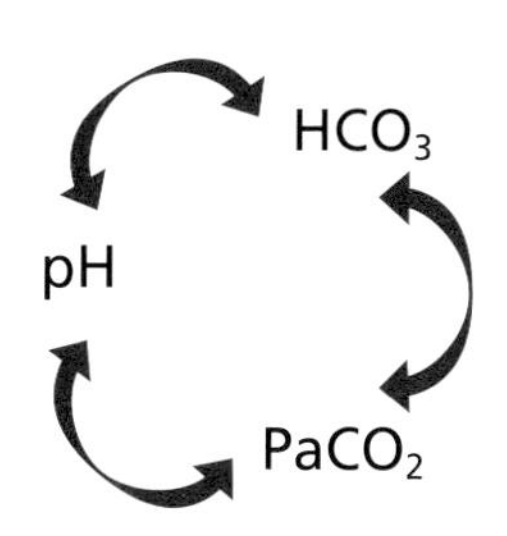

実録　どたばた症例から学ぶショック患者の pH マネージメント

症例 7　30 歳代，女性．数日前より調子が悪かった．全身倦怠感，左足腫脹を主訴に筆者施設へ救急車搬送．筆者施設の受診は初めてであり，以前入院歴のある他病院は受け入れを拒否．何らかの問題行動があったと考えられた．
既往歴：アルコール依存症．アルコール性肝硬変．ただし，患者到着後しばらく時間が経過し夫が来院してから判明した．

> 本症例の経時変化を後講釈的にみると，ICU への入室や，ビタミン B1 投与に至るまで相当時間を要しています．病歴が後からわかったことや複雑なストーリーであったこと，休日の ER においてほぼ同時に，より重症な患者がいたことが関連しています．そこらへんは「優しく」みてください．

以降，本患者において得られた経時的な血液ガス検査を中心に話を進めます．あくまでpHを中心に考え，なぜpHが崩れ，そして回復するかに注目してください．

来院時　16：41

不穏状態．D-dimer 209.5μg/mL，T-bil 7.7mg/dL，D-bil 4.8mg/dL，アンモニア 323μg/mL，Ht 9.7%，Hb 3.1g/dL，血小板数 42,000/μL．

	16：41
pH	7.170
HCO_3^-	7.3
$PaCO_2$	15.8
BE	−21.8
乳酸	19.0

当直医は左足腫脹があったことやD-dimer 209.5μg/mLと異常高値であることから深部静脈血栓症・肺塞栓，急性大動脈解離などを造影CTを用いて検索しましたが否定的でした．

来院後しばらくしてから，既往歴としてアルコール依存症，アルコール性肝硬変が判明し，ビリルビンや血小板数の異常値はそれによるものと考えられました．

16：41の血液ガスデータを分析しましょう．

STEP1　血液ガスはpHからみる

pH<7.35です．アシデミア（酸血症）です．

STEP2　$PaCO_2$・HCO_3^-のどちらにアシデミアの原因があるのか考える

右の式で考えます．pH↓の原因はHCO_3^-です．

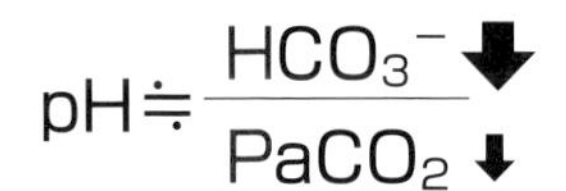

$$pH \fallingdotseq \frac{HCO_3^- \Downarrow}{PaCO_2 \downarrow}$$

STEP3　代償について考える

$PaCO_2$は極度に低です．HCO_3^-↓に対して$PaCO_2$↓することによりpH↓を少しでも減らすために代償機構すなわち呼吸ががんばっています．15.8mmHgは呼吸性代償のほぼ下限値であり，筆者は本患者をERで診察していないのですが，あえぐような激しい深呼吸をしていたのは間違いありません．

判定　急性代謝性アシドーシス＆極限までがんばる呼吸性代償

ICU 入室　18：45

ICU 入室時，大声で意味不明な言動あり．会話成立せず．10 分後，突然発語消失，下顎呼吸出現．挿管・人工呼吸管理開始．20：03 は挿管後のデータです．

	16：41	20：03
pH	7.170	6.927
HCO_3^-	7.3	5.6
$PaCO_2$	15.8	24.8
BE	−21.8	−24.4
乳酸	19.0	20.0

16：41 と 20：03 の血液ガスを比較してみましょう．

pH が 7.170 から 6.927 に大幅に悪化しています．

$$pH \fallingdotseq \frac{HCO_3^-}{PaCO_2}$$

何が悪化要因でしょうか？

HCO_3^-が少し減少したこともありますが，$PaCO_2$ の上昇の要素が大きいです．時間経過，状態悪化により呼吸性代償能が落ち $PaCO_2$ が上昇し下顎呼吸出現に表される心肺停止寸前の状況に至ったと考えられます．上昇したと言っても $PaCO_2$ の 24.8mmHg は正常値 40.0mmHg より相当低いです．HCO_3^-が 10mmol/L を切るような代謝性アシドーシスに対抗するためには，24.8mmHg レベルの $PaCO_2$ では多すぎます．16：41 の $PaCO_2$ 15.8mmHg は pH を維持するために必要だったのです．

ビタミン B1 投与　20：13

20：03 の血液ガス結果から，ICU 当直医によりアルコール性ケトアシドーシス（AKA）が想起されました．

	20：03	20：52	21：46
pH	6.927	7.194	7.201
HCO_3^-	5.6	8.7	8.9
$PaCO_2$	24.8	18.1	16.8
BE	−24.4	−20.2	−20.4
乳酸	20.0	18.0	15.0

20：13　ビタメジン 1A（ビタミン B1 100mg 含有）投与．

20：52　HCO_3^-が少し上昇，$PaCO_2$ が減少することにより pH は 7.2

付近に急上昇しています．AKAにおいてはビタミンB1がキードラッグであり，短時間でHCO_3^-が上昇し乳酸が減少していることからも効果を発揮していることがわかります．$PaCO_2$減少もビタミンB1投与により換気能力を取り戻したのかもしれません．

輸血が開始されたことにより，21：46にHt 18.2%，Hb 5.8g/dLまで貧血が改善されました．それにより酸素の需給バランスが改善したこともpHの改善に貢献したと考えられます．

再び急降下pH 6台突入　なぜ？　22：22

	21：46	22：22
pH	7.201	6.982
HCO_3^-	8.9	9.7
$PaCO_2$	16.8	47.5
BE	−20.4	−19.6
乳酸	15.0	13.8

ようやく安定傾向に向かったと思われたのに血液ガスが悪化し血圧も下がりショック状態となりました．

本患者は来院時より極度の貧血がありました．筆者施設の受診歴がなく，診察途中で相当なアルコール性肝硬変が既往症として判明しました．左下腿腫脹があり，この頃にはおそらく転倒による極度の軟部組織出血が貧血の原因ではないかと考えられていたのですが，食道静脈瘤破裂を除外できていませんでした．

口腔内からの出血が多く，食道静脈瘤破裂を除外するための上部消化管内視鏡を行うこととしましたが，口が硬く開口できないため22：08ロクロニウム（エスラックス®，筋弛緩薬）を投与し内視鏡検査を施行しました．食道内視鏡所見は軽い食道静脈瘤はあるものの上部消化管出血はありませんでした．

21：46⇒22：22にかけて乳酸やHCO_3^-はむしろ改善しており，AKAの悪化ではありません．pHが極度に悪化したのは，$PaCO_2$が急上昇したことによります．筋弛緩薬を投与するまでは自発呼吸が温存されており，鎮静薬の投与下においても生体が頻呼吸によって$PaCO_2$を極度の低値とすることによりpH 7.2をなんとか保っていました．しかし，筋弛緩薬を投与すれば当然患者自身の呼吸性代償は失われます．

本症例において筋弛緩薬を投与したときのミスは，普段の人工呼吸器管理のときのクセで，$PaCO_2$ 40mmHg台になるように換気量を設定したことです．

人工呼吸器を過換気設定することにより pH は一気に改善　23：07

$PaCO_2$を過換気になるように設定したところ，血圧はみるみる上昇し pH も一気に改善しました．

	22：22	23：07	2：48	6：48
pH	6.982	7.303	7.369	7.432
HCO_3^-	9.7	13.2	18.5	24.6
$PaCO_2$	47.5	21.4	29.6	36.3
BE	−19.6	−14.5	−7.3	0.2
乳酸	13.8	11.6	7.1	3.5

もちろん乳酸減少，HCO_3^-上昇があり AKA から急速に回復しつつあることもわかります．

以後は順調に回復しました．

本症例は，「アルコール依存症，アルコール性肝硬変をもつ患者が数日前に自宅で転倒．肝硬変によりもともと血小板数が少なく凝固障害もあったことから左大腿軟部組織に大量出血．そのストレスによりアルコール性ケトアシドーシスを発症，不穏状態で来院」という複雑なストーリーでした．

本症例の来院時血液ガス（16：41）を再掲します．HCO_3^- 7.3mmol/L と極度の代謝性アシドーシスに対抗するために $PaCO_2$ 15.8mmHg と極度の低二酸化炭素血症となっており，あえぐような頻呼吸（クスマウル大呼吸）であったのは間違いありません．

	16：41
pH	7.170
HCO_3^-	7.3
$PaCO_2$	15.8
BE	−21.8
乳酸	19.0

クスマウル大呼吸は，「代謝性アシドーシスに起因する，速く深い規則正しい呼吸を言う．糖尿病性ケトアシドーシスや尿毒症などでアシドーシスを補正するための代償性呼吸である（日本救急医学会）」とされ糖尿病性ケトアシドーシス，慢性腎不全末期に強調されがちです．しかし，極度の代謝性アシドーシスにおいて，患者に過換気をする能力があれば必ずクスマウル大呼吸を呈します．筆者はそのような患者をみると血液ガス検査結果の判明前から「まず間違いなく極度の代謝性アシドーシスがあるな」「頻呼吸により pH を少しでも戻そうとしているのだな」「頻呼吸はかわいそうだけど，頻呼吸する能力は残っているの

だな」の３点を感じます．

> 浅く速い呼吸⇒呼吸性アルカローシス
> 大きく速い呼吸⇒代謝性アシドーシス

重症患者を挿管・人工呼吸開始した後，高血圧⇒血圧低下・ショック状態となる理由

重症患者が，重症であるがゆえに高血圧や正常血圧を呈することは珍しくありません．「しんどさ」の極致であり，内因性のカテコールアミンがギンギンに分泌されているからです．さらに，挿管・人工呼吸を開始した途端，血圧低下・ショック状態となることも珍しくありません．主に２つの機序で説明されます．

- 苦しいためにギンギンに分泌されていた内因性のカテコールアミンが，挿管・人工呼吸により「楽になる」ことや鎮静薬により「楽になる」ことにより途絶する．また鎮静薬の循環抑制作用が発揮される．
- 陽圧呼吸開始により心臓への静脈還流が減る．

症例７のように「呼吸性代償が限界までがんばることによりかろうじて pH を保っていたのに，鎮静薬や筋施緩薬投与により呼吸努力↓し一気に pH が崩れてショック状態」は意外にあまり知られていません．

日本呼吸器学会による「NPPV（非侵襲的陽圧換気療法）ガイドライン改訂第２版」[4] で記されている NPPV 失敗の予測因子においても，「最初の動脈血の pH が低い」「NPPV 導入後の pH の改善がみられない」と pH が重視されます（他の因子としては，APACHEⅡや SAPSⅡで示される重症度が高い，X 線上浸潤影がみられる，マスクを長い間つけることができない，意識状態が悪い，改善しない，があげられています）．もちろんハイフローセラピー管理においても pH 最重視です．

- 血液ガス測定項目 pH，$PaCO_2$，HCO_3^-の中で，**最も重要な項目は pH**
- **pH** を中心に血液ガスを考える（血液ガスをみるときは **pH** から）

pH を中心に考える習慣を身につけましょう．

なぜ重症患者管理において呼吸数が重視されるのか？

かつて，呼吸数の測定は必須観察項目でした．SpO_2モニターの普及に伴い，呼吸数測定が軽視されるようになったと言われます．

近年，呼吸数リバイバルです．重症患者の鑑別には呼吸数が最も鋭敏であると言われます．

- RRS（Rapid Response System：起動基準に基づき，患者に通常と違う症状がみられたときRapid Response Teamを派遣するシステム）の起動において，頻呼吸は最重要項目です．
- 米国集中治療医学会が2016年に敗血症と敗血症性ショックの定義を15年ぶりに大幅に改訂し3版と言えるものなので，Sepsis-3と名づけました．新規項目として，ICU外で敗血症をスクリーニングするためにqSOFAが導入されました．呼吸数を含んだ3項目のうち，2項目を満たせばさらに細かい検討を要するSOFAスコアにて評価します．ただし国際敗血症診療ガイドライン2021において，quick SOFAを敗血症の単一スクリーニングツールとして使用しないことが推奨されました[5]．

quick SOFA（qSOFA）スコア
呼吸回数22回/分以上
精神状態の変化
収縮期血圧100mmHg以下

「頻呼吸が重要らしい」と丸暗記するのではなく，「**多くの重症患者は代謝性アシドーシスを呈する⇒pHを死守するために，体は早々と呼吸数を増やすことで対処開始⇒呼吸数は重症患者早期発見のパラメーター**」と捉えたいです．

イギリス発National Early Warning Sign

国際敗血症診療ガイドライン2021[5]において，「敗血症や敗血症性ショックのスクリーニングツールとして，SIRS，NEWS，MEWSと比較して，qSOFAスコアを単独で用いないことを推奨する（強い推奨，中等度エビデンス，下線は筆者による）」とされました．先のqSOFAはあまりにシンプルであり安易な診断が横行したであろうことは想像に難くないです．

患者の予後予測を可能とする精度が高いスコア（illness prognostic score：病気の予後スコア）が求められてきました．イギリスで最も歴史がある医科大学が 2012 年に NEWS（National Early Warning Sign）スコアを発表し，2017 年に NEWS2 表3 にアップデートされました[6]．NEWS2 を計算できるスマホアプリもあります．NEWS2 合計 7 点をカットオフ値とすると最低偽陽性率，最高陰性反応適中率であるとの報告があります[7]．

単独の生理学的指標における数値による重み付け，異なる生理学的指標間の重み付けの違いの理解に NEWS2 は役立つと筆者は思っています．

呼吸数 21〜24/分で 2 点，≧25/分で 3 点です．やはり頻呼吸は重視されています．

酸素飽和度 scale1 ≦91％でやっと 3 点です．

酸素飽和度 scale2 NEWS2 で追加されました．この scale2 は COPD など 88％≦酸素飽和度≦92％をターゲットにするときに使用します．

収縮期血圧 例えば，収縮期血圧 200mmHg をみると驚いて重症度が

表3 NEWS2 スコア

	スコア						
生理学的パラメーター	3	2	1	0	1	2	3
呼吸数（/分）	≦8		9〜11	12〜20		21〜24	≧25
SpO_2 scale1（％）	≦91	92〜93	94〜95	≧96			
SpO_2 scale2（％）	≦83	84〜85	86〜87	88〜92 ≧93（空気）	93〜94 （酸素）	95〜96 （酸素）	≧97 （酸素）
空気呼吸 or 酸素投与		酸素		空気			
収縮期血圧（mmHg）	≦90	91〜100	101〜110	111〜219			≧220
心拍数（/分）	≦40		41〜50	51〜90	91〜110	111〜130	≧131
意識				A			CVPU
体温（℃）	≦35.0		35.1〜36.0	36.1〜38.0	38.1〜39.0	≧39.1	

A：Alert 覚醒している，C：Confusion（錯乱）の新規出現，V：responsive to Voice 声掛けに反応，P：responsive to Pain 痛みに反応，U：Unresponsive 無反応
（文献 6 より引用）

JCOPY 498-13056

高いと捉える医療者は多いですが加点ゼロです．ヒトはストレスがかかるとすぐにそれぐらいに達するのです．さすがに≧220mmHg は 3 点ゲットです．

酸素投与の有無 NEWS2 で追加されました．

心拍数 ≦40/分 or ≧131/分といった極端な値で 3 点ゲットです．例えば 120/分といった心拍数は加点ゼロです．

意識 この項目は注目です．Alert（意識清明）以外はすべて 3 点です．新規の錯乱 or 少しでもおかしい意識レベル（例：ぼーっとしている）は 3 点なのです．

体温 日本人は一般人に限らず医療者も含めて世界で最も熱恐怖症と言われます．39.5℃といった体温をみると超重症と受けとめられがちです．≧39.1 はあくまで 2 点です．それに対して≦35.0℃は 3 点ゲットです．重大疾患，特に敗血症が隠れている可能性があるからです．

エベレスト山頂における血液ガス

エベレスト山頂近くにおける酸素投与がない条件下の動脈血液ガスデータがあります[8)] 表 4．登山者らは山頂における採血を狙ったのですが，気象条件により断念し，バルコニーと呼ばれる 8,400m 地点で採血されました．7,100m 地点以上から酸素 2～3L/分を吸入していますが，血液ガス採取 20 分前に酸素吸入は止めており，空気条件でのデータです．

表 4　エベレスト山頂における血液ガス

	被験者番号				グループ平均
	1	2	3	4	
pH	7.55	7.45	7.52	7.60	7.53
PaO_2（mmHg）	29.5	19.1	21.0	28.7	24.6
$PaCO_2$（mmHg）	12.3	15.7	15.0	10.3	13.3
HCO_3^-（mmol/L）	10.5	10.67	11.97	9.87	10.8
乳酸（mmol/L）	2.0	2.0	2.9	1.8	2.2
ヘモグロビン（g/dL）	20.2	18.7	18.8	19.4	19.3

厳密には山頂ではなく 8,400m 地点で採取．7,100m 地点以上で 2～3L/分酸素吸入をしたが，血液ガスは最低 20 分以上空気呼吸をした後採取された．
（文献 8 より引用）

目をむくようなデータですね．平均 PaO_2 24.6mmHg は，ヒトの通常の静脈血 PvO_2 より低いです．この条件で意識があり活動ができています．乳酸値が 2mmol/L 程度と高値とは言えない水準で保たれていることも注目です．

2～3L/分の酸素投与を再開しても，おそらく PaO_2 は 40mmHg に届きません．もちろん，登山に特化したスーパーアスリートが 2 カ月もかけて高地順応したからこそ対応できています．平均ヘモグロビンは 19.3g/dL に達しています．

酸素の家計簿診断

月収 100 万円の家庭があるとします．なかなかの収入です．

それでは，その家庭の家計簿は健全と言えるでしょうか．もしかしたら父親がギャンブル中毒で，あるいは無謀なマンション購入と教育費で支出は 100 万円を上回るかもしれません．

逆に，月収がはるかに低くても支出をコントロールできていれば健全な家計はあります．

酸素需給バランスにおいても同様の構図があります．

従来，動脈血酸素飽和度 SaO_2≧95%といった値であれば，まして 100%であれば「十分酸素投与がなされている」といった雰囲気がありました．しかし，家計簿診断で言えば，収入のみ注目し支出に目を向けていません．

低 SaO_2 は低酸素血症ではあります．しかし，我々が真に恐れるのは，組織が酸素欠乏により低酸素に陥る低酸素症です．低 SaO_2 以外にも低酸素症の原因はあります **図2**．

① 低酸素血症：肺炎や ARDS などでそもそも酸素の取り込みが悪ければ，いわばスタートラインが低レベルであり組織の酸素取り込みレベルも下がります．

② 酸素運搬障害：極度の貧血があれば，あるいは循環動態が不安定あるいは低心拍出量であれば組織に十分酸素を運べません．

③ 酸素の利用障害：ショックなどで組織のダメージが強いと酸素を利用することすらできないです．極端な例は青酸カリ（シアン化カリウム）中毒です．酸素利用酵素が

低酸素症 ｛ 低酸素血症 / 酸素運搬障害 / 酸素需要＞酸素供給 / 酸素利用障害

図2 低酸素症とは？

JCOPY 498-13056

ブロックされるので，酸素を利用したくてもできない状況に陥ります．

④ 酸素需給バランスの悪化：これこそが重症敗血症管理において近年重視されます．

症例8 60歳代，女性．起床時より「頭が痛い」と言っていたが，数時間後半狂乱となり筆者施設ERへ．血圧130/50，心拍数95回/分，呼吸数30回/分，SaO_2 96%（室内空気），乳酸値8.5mmol/L．プロポフォールを注入しながら，腰椎穿刺（ルンバール検査）施行．
髄液細胞数：23,000個/mm^3，髄液糖：0 mg/dL！！
尿・髄液双方から，肺炎球菌抗体が検出され，肺炎球菌による重症髄膜炎であることが判明．重症敗血症と判断し挿管・人工呼吸管理に踏み切った．挿管から30分経過したあたりから，自発呼吸数が減少，人工呼吸器設定換気回数15/回となり明らかに「楽そうに」なった．乳酸も減少傾向となった．

酸素需給バランスの悪化

先の症例は患者の意識は悪く頻呼吸であるものの，SaO_2に問題はありませんでした．肺炎はないので当然と言えます．以前であれば，挿管・人工呼吸管理の適応とは考えられませんでした．頻呼吸によって酸素消費量が増大し 酸素需要>酸素供給 となり低酸素症に陥っていたところを，鎮静薬を使用し頻呼吸を改善させ，あるいは人工呼吸による呼吸サポートにより酸素需要<酸素供給 とし低酸素症から離脱させたと言えます．

本chapterにおいてここまで解説したように，重症敗血症患者の大半は，極端な代謝性アシドーシス⇒極端な酸血症（低pH）となり，代償するために頻呼吸を呈しています．

読者が30回/分の呼吸を強制される状況を想像してください．1時間もしないうちにダウンしますよね．重症敗血症患者は何時間も，あるいは何日間も頻呼吸を強いられているのです．

酸素化は良好であっても，迅速に挿管・人工呼吸に踏み切り，言わば，呼吸を治療者のアンダーコントロール下におき，頻呼吸も抑え込むことが現代の敗血症管理において非常に重視されます．

また，低酸素症の原因 **図2** を4個記載しましたが，どれかがあれば必ず低酸素症⇒臓器障害に至るわけではないです．例えば，先のエベレスト論文において，低酸素血症（低PaO_2）がありますが，登山者は高ヘモグロビン血症と体の順応により乗り切りました．COVID-19禍において

ECMO（extracorporeal membrane oxygenation：膜型人工肺）が大活躍しました．重症呼吸障害に対しては，静脈から脱血し静脈へ送血するVV-ECMOが主に用いられますが，VV-ECMOは脱血部位と送血部位が近いという欠点をもつため効率が低く，SaO_2 80％台での運転が通常です．しかし，ヘモグロビンを高値に保つことによって（普段より赤血球輸血の閾値を高く設定します），低酸素症に陥ることを防ぎます．

酸素需給バランスは動脈血酸素飽和度・ヘモグロビン濃度・心拍出量・酸素消費量の４項目のみで決まります（拙著[9]で解説しました）．酸素需給バランスが崩れた患者（酸素需要＞酸素供給）を目の前にしたとき，4項目のどれに介入しよう　と考える姿勢が重要です．

乳酸の意義[9]

酸素があるとき，ブドウ糖は好気性代謝されますが，酸素が欠乏するとピルビン酸の分解による嫌気性代謝が起こり，乳酸が産生されます **図3**.

AST・ALTの高値をみれば肝疾患を疑い，BUN・CREの高値をみれば腎疾患を疑います．低酸素症はそれらよりはるかに重大な疾患ですが，かつて，エネルギー代謝など多くの医療者は関心をもっていませんでした．先の，低酸素症と低酸素血症の区別もされていませんでした．

酸素需要＞酸素供給 ⇒ 低酸素症 ⇒ 乳酸発生　であり低酸素症の診断に乳酸高値を利用　です．乳酸値≧2mmol/Lで要注意，乳酸値≧4mmol/Lで強力な介入が必要と捉えなければなりません．また，ある一時点の乳酸値だけに注目するのではなく，トレンドを重視することが重要です．たとえ原因不明であっても，初回乳酸値は8mmol/Lであったが順調に下降し4mmol/Lを下回るといった患者は助かる可能性が高いです．原因がわからず

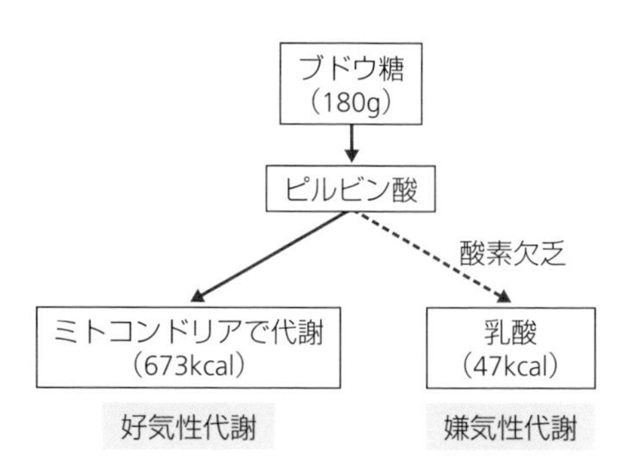

図3　ブドウ糖の好気性代謝と嫌気性代謝
乳酸にもカロリーがあり栄養となる．酸素がない状況で生き抜こうとする仕組みと考えられる．

アップトレンドで10mmol/Lを超えるようなケースにおいては,「家族に予後が厳しいことの説明に入ろう」と言います.

PaO_2と乳酸値のどちらを重視？

PaO_2 45mmHg, 乳酸値2.5mmol/Lといった状態の呼吸障害患者がいたとします. PaO_2は最悪ですが, 乳酸値はそれほど悪くないです. 筆者は, もちろんPaO_2の改善余地があるのであれば努力しますが, 基本的に乳酸値を重視します. すなわち「低酸素症ではない, もしくはたいしたことはない」と判断します.「大丈夫かな？」という不安が心のどこかにありますが, 先のエベレスト論文を心の支えにします.

低酸素症以外の乳酸上昇

乳酸代謝の半分を肝臓が担うので肝障害, 代謝が亢進するけいれん, アドレナリン・メトホルミンなど薬剤性などでも乳酸は上昇します. 乳酸は嫌気性代謝の反映と説明しましたが, 嫌気性代謝を経ない経路もあり, 筋肉・脳・腸管・皮膚・赤血球など乳酸を産生する臓器があります. よって, 乳酸値の異常⇒低酸素症　とは言い切れません. 例えば, 手術直後のまったく落ち着いた患者の乳酸血が4.8mmol/Lであり, 筆者「アドレナリンとかで上昇することはあるけれど…」⇒主治医「術野にアドレナリン含有リドカインをかなりまきました」といったことがありました.

しかし, 乳酸値≧4mmol/Lといった高値が持続するケースの多くは,「大変なことが起こっている」と考え対応するべきです.

以上, 血液ガスpHと乳酸値と呼吸数の説明を終えます. 重症患者管理において, これら3つの指標を最重視しなければならないこと, 3つの指標の背景につながりがあることを読者に理解していただきたいです.

【参考文献】

1) 小尾口邦彦. こういうことだったのか!! NPPV. 中外医学社; 2017.
2) Banga A, Khilnani GC. Post-hypercapnic alkalosis is associated with ventilator dependence and increased ICU stay. COPD. 2009; 6: 437-40.
3) Fontana V, Santinelli S, Intemullo M, et al. Effect of acetazolamide on post-NIV metabolic alkalosis in acute exacerbated COPD patients. Eur

Rev Med Pharmacol Sci. 2016；20：37-43.
4) 日本呼吸器学会．NPPV（非侵襲的陽圧換気療法）ガイドライン　改訂第2版．南江堂；2015.
5) Evans L, Rhodes A, Alhazzani W, et al. Surviving Sepsis Campaign: international guidelines for management of sepsis and septic shock 2021. Crit Care Med. 2021; 49: e1063-143.
6) Royal College of Physicians. National Early Warning Score (NEWS) 2. https://www.rcplondon.ac.uk/projects/outputs/national-early-warning-score-news-2（最終閲覧2022年7月13日）
7) Colussi G, Perrotta G, Pillinini P, et al. Prognostic scores and early management of septic patients in the emergency department of a secondary hospital: results of a retrospective study. BMC Emerg Med. 2021; 21: 152.
8) Grocott MP, Martin DS, Levett DZ, et al. Arterial blood gases and oxygen content in climbers on Mount Everest. N Engl J Med. 2009; 360: 140-9.
9) 小尾口邦彦．こういうことだったのか!! ECMO・PCPS．中外医学社；2020.

索　引

欧文・数字

あ行

か行

さ行

た行

な行

は行

ま行

ら行

著者略歴

小尾口　邦彦（こおぐち　くにひこ）

1993 年　京都府立医科大学医学部卒業
　　　　　京都府立医科大学附属病院研修医
1994 年　京都第一赤十字病院研修医
1999 年　京都府立医科大学大学院卒業
　　　　　大津市民病院救急診療科・集中治療部
2011 年　大津市民病院救急診療科診療部長
2017 年　地方独立行政法人市立大津市民病院救急診療科診療部長
2019 年 2 月　市立大津市民病院救急診療科・集中治療部診療部長
2019 年 7 月　京都市立病院集中治療科部長
2022 年 7 月　京都府立医科大学麻酔科学教室・集中治療部病院講師
2022 年 11 月　京都府立医科大学麻酔科学教室・集中治療部講師
2023 年 7 月　京都府立医科大学麻酔科学教室・集中治療部准教授

医学博士
日本救急医学会専門医
日本集中治療医学会専門医
日本麻酔科学会専門医・指導医
麻酔標榜医
日本集中治療医学会評議員
日本集中治療医学会機関紙編集・用語委員会委員
日本救急医学会 ICLS コース　コースディレクター
FCCS インストラクター

こういうことだったのか !!
ハイフローセラピー　©

発　行　2022 年 8 月 15 日　1 版 1 刷
　　　　2024 年 5 月 10 日　1 版 2 刷

著　者　小尾口（こおぐち）　邦彦（くにひこ）

発行者　株式会社　中外医学社
　　　　代表取締役　青木　滋
　　　　〒162-0805　東京都新宿区矢来町 62
　　　　電　話　(03) 3268-2701（代）
　　　　振替口座　00190-1-98814 番

印刷・製本/横山印刷㈱　〈MS・AK〉
ISBN978-4-498-13056-2　Printed in Japan